힐링 워터

DENKAIKANGENSUIKAKUMEI NINGEN NO KARADA NI
「HONTO NI YOIMIZU」 HA KOREDA!!
By Sanetaka Shirahata, Munenori Kawamura
Copyright ⓒ 2003 by Sanetaka Shirahata, Munenori Kawamura
All rights reserved.
Original Japanese edition published by Four Seasons Press Co., Ltd.
Korean translation rights arranged with Four Seasons Press Co., Ltd.
through Eric Yang Agency Co., Seoul.
Korean translation rights ⓒ 2012 by RH KOREA Co., LTD.

내 몸을 해독하고 노화를 방지하는 물의 혁명

힐링워터

시라하타 사네타카 · 가와무라 무네노리 지음 | 이정환 옮김

알에이치코리아

· 머리말 ·

그리스의 철학자 탈레스는 "물은 만물의 근원이다. 만물은 물에서 태어났고 물로 돌아간다"고 말했다. 인체의 70%를 이루는 물의 소중함은 그동안 많은 사람에게 회자하였고 웰빙 트렌드에 힘입어 건강의 중요한 요소로 여겨져 왔다. 하지만 물을 많이 마시면 좋다는 막연한 믿음에 기대어 '많이 마시기' 운동으로 변질한 측면이 있다. 대부분의 사람이 일상생활에서 자신이 마시는 물을 선택해서 음용하는 경우는 드물다. 주어진 환경에서 주어진 물을 식수로서 마시게 되는데, 우리가 주로 마시는 식수는 대부분 수돗물을 기반으로 한다. 약수를 제외하고는 수돗물을 정수하느냐, 끓여서 먹느냐의 선택만이 있을 뿐이다.

수돗물은 식수로 사용하기 위해 염소를 이용해 정화처리 과정을 거치는데 이렇게 정화된 수돗물은 다량의 활성산소를 포함하게 된다. 물의 청결성과는 별도로 활성산소는 산화작용을 일으키는 주요한 원인이 되기 때문에 물을 많이 마셔야 건강해진다는 믿음은 실제로는 이뤄지기 어렵다. 왜냐하면, 활성산소는 체내에 들어오면 세포의 활성화를 억제하고 노화를 촉진하는 몸속의 독소가 되기 때문이다. 이러한 물을 매일 '많이' 마시는 것만으로 건강을 기원하는 것은 모순에 가깝다.

알칼리환원수로 널리 알려진 환원수는 미네랄워터나 알칼리이온수와는 근본적으로 다른 물이다. 환원수의 환원력은 물속에 함유된 미네랄의 양이나 이온의 종류와 양에 좌우되지 않는다. 오직 활성수소의 함유량에 좌우된다. 환원수에 함유된 활성수소는 몸속의 독소를 양산하는 활성산소의 산화작용을 억제하여 인체의 자생력을 높인다. 마치 녹슨 칼을 환원시키면 녹이 제거되면서 원래의 상태로 돌아오듯이 환원수는 체내의 산화작용을 억제해 본래 인체가 가진 자생력을 극대화하는 역할을 한다. 물론, 환원수가 만병통치약이 될 수는 없다. 개인마다 효과가 큰 사람도 있고 그렇지 못한 사람도 있을 수 있다. 하지만 환원수는 인간이 가진 자연치유력을 극대화한다는 점에서 근본적으로 병에 강한 몸을 만드는 가장 유용한 수단이다.

우리는 병에 걸리면 각종 치료법과 약을 동원해 증상을 개선하려고 노력하지만, 인체는 고유의 면역체계를 갖고 각종 병균으로부터 몸을 방어하고 병을 낫게 하는 힘을 가지고 있다. 그래서 질병을 치료하는 것과 더불어 건강한 몸을 만드는 것이 치유의 정석이다. 강이 오염되었을 때 상류의 수원지를 정화하기 전까지는 하류를 아무리 청소해도 물이 깨끗해지지 않는 것과 같은 이치이다.

우리가 환원수에 관심을 두고 연구를 시작한 계기는 다양하지만, 본격적인 연구에 기폭제가 된 것은 방송 프로그램의 조언 요청이었다. 「진상 규명, 소문 파일」(아사히TV), 「질병을 치유하는 기적의 물」(니혼TV), 「기적체험! 언빌리버블」(후지TV) 등의 프로그램에서 세계적으로 유명한 '기적의 물'을 취재하면서 그 신비한 효능을 밝히기 위해 우리에게 도움을 구했다. 미국의 국제적인 생물과학지《BBRC》에〈전해환원수가 활성산소를 제거한다〉라는 논문을 게재하고 환원수 연구에 매진하고 있던 우리는 방송국으로부터 '기적의 물'의 샘플을 받아 그 효능을 밝히기 위해 연구를 거듭했다.

프랑스의 루르드 샘, 독일의 노르데나우, 멕시코의 트라코테, 인도 나다나의 우물물은 연구 결과 모두 환원력을 가진 활성수소를 다량 함유한 환원수였고 이 물을 마신 지역주민들이 질병의 치료와 증상개선에 효험을 본 것이 알려지면서 지금은 유명한 관광지가 되어 있었다. 세계 곳곳의 '기적의 물'이 모두 활성수소를 다량 함유한 환원수라는 사실에 자신감을 얻은 우리는 환원수 연구에 더욱 정진했고, 교와병원을 찾은 당뇨·아토피·대장염·간염 환자들이 환원수를 마시면서 증상개선과 질병 치료에 효험을 본 덕분에 전해환원수의 환원력에 더욱 감탄하게 됐다.

모든 생명은 사명을 갖고 태어난다. 독소를 환원시키고 세포를 활성화하는 환원수와 노화를 억제해서 건강하고 젊게 살려는 사람의 마음은

맞닿아 있다. 또한, 활성산소를 환원시키면서 스스로 산화제로 바뀌어버리는 비타민C나 폴리페놀과 달리, 환원수는 활성산소를 순수한 물로 만들어 몸 밖으로 배출하게 한다. 만물의 근원이 되는 물을 정화하여, 물로서 생명을 유지하는 생물을 정화하는 환원수는 '정화의 사명'을 갖고 태어난 진정한 힐링 워터이다. 그래서 환원수는 인간에게 가장 이상적인 물이 될 수 있다고 생각한다.

인도의 시성 타고르는 물에 관해 다음과 같은 명언을 남겼다. "물은 사람의 육체뿐만 아니라 사람의 마음도 깨끗이 해준다. 왜냐하면, 물은 사람의 영혼에도 접촉하기 때문이다." 눈에 보이는 상처를 치료하는 것이 아니라 상처의 근원을 치유하는 것이 힐링이다. 병에 대한 근원적인 자생력을 갖춘 몸을 만드는 것, 병을 극복하려는 강한 의지를 유지하는 것이 치유의 근본이 아닐까 생각해 본다. 그래서 환원수를 마시는 것이 내 몸에 대한 나의 사랑을 표현하는 하나의 방법이며, 힐링의 첫걸음이라고 말하고 싶다.

하루 한 잔의 환원수는 내 몸에 대한 나의 하루치 사랑이다.

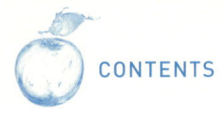
CONTENTS

머리말 • 4

1장 | 힐링 워터란 무엇인가

백 살이 되어도 건강한 노인들 • 15 | 장수는 지속적으로 건강을 유지하는 것 • 16 | '기적의 물'이 수수께끼를 푸는 힌트 • 17 | 전해환원수는 과학이 만드는 자연의 물 • 18 | 인체에는 강물이 있다 • 20 | 우리는 산소의 바다에서 활성산소와 싸우며 살고 있다 • 21 | 활성산소에는 몇 가지 종류가 있다 • 22 | 활성산소는 양날의 칼 • 24 | 폐호흡을 통해 약 2~3퍼센트가 활성산소로 변한다 • 26 | 활성산소를 없애주는 몸 안의 효소 • 27 | 암세포는 끊임없이 발생한다 • 28 | 인체에도 발생하는 산화와 환원 • 30 | 바이러스는 질병의 원인이 아니라 유발인자 • 30 | 알츠하이머병이나 파킨슨병도 활성산소가 원인 • 32 | 전해환원수가 인체 구석구석까지 씻어낼 수 있는 이유 • 33 | 사람에 따라 나이보다 더 늙어 보이는 이유 • 36 | 전 세계에 흩어져 있는 기적의 물 • 37 | 이것이 전 세계의 유명한 기적의 물이다 • 루르드의 샘물(프랑스) • 트라코테의 물(멕시코) • 노르데나우의 물(독일) • 나다나의 우물물(인도) • 38 | 기적의 물은 평범한 물인가 • 42 | 혹시 플라시보효과가 아닐까 • 43 | 기적의 물의 정체는 활성수소 • 44 | 물에 수소를 주입해도 효과는 없다 • 47 | 지속적으로 오르는 일본의 의료비 • 49

2장 | 힐링 워터가 내 몸을 바꾼다

인체의 65~70퍼센트가 물이다 • 53 | 인체의 바다에 떠도는 화학물질과 첨가물 • 54 | 세포의 약 90퍼센트는 물 • 56 | 물에 집착하는 것이 공기에 집착하는 것보다 중요하다 • 57 | 정수기와 전해환원수 정수기는 전혀 다른 것 • 58 | 물을 바꾸면 체질도 바뀐다 • 59 | 수돗물이 나빠진 이유 • 61 | 소독을 위해 두 차례

투여되는 염소 62 | 수돗물의 트리할로메탄은 위험한 것인가 63 | 트리할로메탄보다 무서운 활성산소 63 | 장내 미생물은 인간과 공생하는 또 하나의 장기 64 | 장내 미생물의 훌륭한 활동 65 | 장내 플로라가 무너지면 질병에 걸린다 66 | 대변이나 방귀의 악취가 사라진다? 67 | 대변의 악취는 인체의 적신호 68 | 전해환원수는 숙취에도 효과가 있다 69 | 전해환원수를 충분히 마실 수 있는 이유 70 | 커피, 홍차의 풍미를 이끌어낸다 71 | 요리의 맛도 증가 72 | 비타민C는 역효과? 73 | 하루 2리터가 건강의 기준 75 | 20일이면 체질이 바뀐다 76 | 단 1퍼센트의 물을 바꾸는 것뿐 77 | 물과 안전은 정말로 공짜인가 78 | 안전한 물은 대체 얼마일까 79

3장 | 힐링 워터의 숨겨진 능력

전해환원수는 기능수의 일종 83 | 전해환원수와 알칼리이온수는 다른 것 84 | 후생노동성이 인정하는 전해환원수의 효능·효과 87 | 알칼리이온수라는 이름에 대한 오해 88 | 전해환원수에 포함돼 있는 활성수소가 활성산소를 제거한다 90 | 활성수소정량법의 개발 93 | 기적의 물의 정체는 활성수소를 포함한 천연환원수 95 | 지구 최대의 생물권인 지하에 살고 있는 생물은 수소를 먹는다 96 | 활성수소는 이상적 항산화제 98 | 전해환원수 정수기의 전극이 만들어내는 뜻밖의 효과 99 | 환원수 안의 활성수소의 특이한 성질 101 | 환원수는 세포 내 활성산소를 제거한다 103 | 대부분의 기능수는 활성수소를 함유하고 있는 환원수 105 | 효과가 나타나기까지는 개인차가 있다 106 | 암세포는 무한대의 수명을 가진 난폭한 세포 107 | 암세포 증식을 억제해 수명이 한정된 세포로 바꾼다 110 | 암세포의 전이·침윤 및 새로운 혈관 생성을 억제한

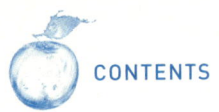

CONTENTS

다 · 111 | 종양의 면역을 활성화한다 · 112 | 백혈병세포를 정상세포로 분화, 유도한다 · 113 | 모든 암을 억제할 가능성이 있다 · 116 | 당뇨병에는 활성산소가 관여한다 · 116 | 췌장β세포를 활성산소의 독성에서 보호하고 인슐린분비를 촉진한다 · 120 | 2형 당뇨병을 억제한다 · 121 | 알츠하이머병이나 파킨슨병 치료에도 기대가 고조되고 있다 · 124 | 고혈압이나 동맥경화증의 개선 · 예방 · 126 | 알레르기에 효과를 기대 · 127 | 완전히 실명한 사람이 시력을 회복했다 · 128 | 에이즈 특효약으로써의 가능성 · 129 | 환원수가 피부의 얼룩을 없앤다 · 130 | 장미가 오랫동안 싱싱한 이유 · 131 | 전해환원수가 썩기 어려운 이유 · 133 | 전해환원수의 효용과 법률 · 135 | 흐르는 물은 살아 있다 · 138 | 양수가 깨끗하게 바뀌는 기적 · 139 | 물의 마음에서 배운다 · 140

4장 | 의료 현장에서 증명된 힐링 워터의 효능

물을 바꾸는 것 정도로 무엇이 변할까 · 145 | 내가 경험한 전해환원수의 효능 · 146 | 전해환원수를 마시면서 설사가 낫고 대변의 냄새가 사라졌다 · 147 | 전해환원수의 미지의 힘 · 148 | 갓난아기 시절의 변을 보다 · 149 | 세균의 균형이 돌아오면 신체의 균형도 되살아난다 · 150 | 체험이 우선되는 것이 본래 갖추어야 할 의료의 모습 · 151 | 전해환원수가 초래한 다양한 증상 개선 사례 5가지 · 152 | 리바운드는 정상적 생체반응 · 167 | 환자의 자유에 맡긴 치료방침 · 168 | 아무리 좋은 물이라도 마실 수 없는 사람이 있다 · 170 | 좋은 전해환원수 정수기를 선택하는 것도 건강회복의 중요한 열쇠 · 170 | 강 상류의 오염을 개선하는 전해환원수 · 172 | 질병을 치유하는 것은 의학이 아니라 자기 자신 · 173 | 면역력을 높이면 암세포도 도망간다 · 174 | 위암에도 효과를 발휘한 전해환원수 · 175 | 앞으로의 과제와 미래의 꿈 · 176

5장 | 힐링 워터에 대한 대표적 궁금증

1. 생수는 마시지 말라고 하는데 환원수를 끓이면 어떻게 되나요? · 181 | 2. 전해환원수 정수기는 어떤 제품을 선택해야 하나요? · 183 | 3. 아이가 아토피여서 고민이에요. 전해환원수로 깨끗하게 치유할 수 있을까요? · 184 | 4. 전해환원수는 임신부나 태아에 해가 없을까요? · 185 | 5. 전해환원수는 얼마 동안 보존할 수 있나요? · 186 | 6. 전해환원수를 요리할 때 사용해도 되나요? · 188 | 7. 전해환원수와 동시에 나오는 산성수는 버려야 하나요? · 188 | 8. 화분증이 심해서 고민이에요. 전해환원수가 효과가 있을까요? · 189 | 9. 전해환원수로 쌀을 씻으면 물이 노란색으로 변하는데 괜찮은가요? · 191 | 10. 염소가 그렇게 유해한 물질인데 왜 수돗물에 염소를 넣나요? · 191 | 11. 미네랄워터에도 활성수소를 함유한 것이 있는데 전해환원수와 마찬가지로 효과가 있나요? · 193 | 12. 전해환원수는 하루에 반드시 2리터 이상 마셔야 효과가 있나요? · 194 | 13. 당뇨병에 전해환원수가 효과가 있을까요? 또, 약을 함께 복용해도 괜찮은가요? · 195 | 14. 물을 바꾸는 것만으로 체질이 바뀌고 질병이 낫는다는 게 정말인가요? · 196

참고문헌 · 198

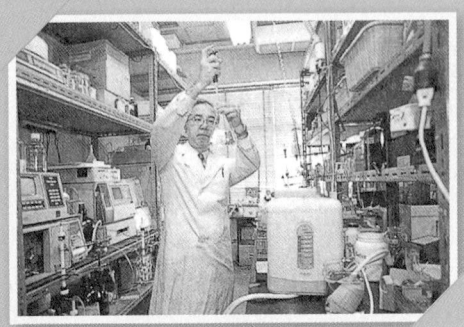

규슈대학 대학원 교수 시라하타 사네타카.

1장
힐링 워터란 무엇인가

HEALING WATER

: 백 살이 되어도 건강한 노인들

조지아Georgia의 코카서스 지방에는 세계적으로 유명한 장수마을이 있다. 이 마을 사람들은 2000년 이상 전부터 케피어kefir라는 발효유를 일상적으로 마셔왔다. 케피어는 요구르트버섯의 일종이다.

이 마을에서는 100세의 나이에도 활발하게 활동하는 사람들을 흔히 볼 수 있다. 더구나 세상을 뜨기 직전까지 건강하게 활동한다. 병상에 누워 세상을 뜰 때까지의 평균일수는 겨우 열흘이라고 한다. 이것이야말로 인간의 이상적인 '노화'가 아닐까.

일본도 대표적인 장수국가로 불린다. 그렇다면 코카서스 지방의 장수마을과 비교하면 어떨까. 100세의 나이에도 건강하게 활동하는 고령자가 있을까. 직접 요리를 하거나 산책을 하거나 게이트볼을 즐기는 100세 노인이 있을까. 대다수가 의학의 발달 덕분에 간신히 생명을 연장하고 있는 사람들은 아닐까.

: 장수는 지속적으로 건강을 유지하는 것

우리가 '건강' 분야를 연구하는 목적은 가능한 한 건강하게 장수를 누려 가족과 병원 진료, 간병인의 도움을 받지 않고 하고 싶은 일을 하면서 사회에 도움이 되는 인생을 보내기 위해서다. 이것이야말로 진정한 장수국가로서의 모습이다.

장수마을을 조사하는 동안에 여러 가지 사실을 알 수 있었다. 발효유에는 유익한 유산균이 많이 포함되어 있으므로 장수의 비결은 역시 케피어에 있을 것이라 생각했다.

발효유에는 장내 미생물들의 활동을 활발하게 만들어주는 작용이 있다. 셀 수 없을 만큼 수많은 종류의 미생물들이다. 이 미생물들의 활동 덕분에 사람들은 건강을 유지한다.

그러나 그것만으로는 설명이 충분하지 않다. 우리도 평소에 비피더스균 등의 유익한 균이나 미생물을 적극적으로 도입한 식생활을 하기 위해 노력하고 있다. 일본도 세계 최고의 장수국가로 불리고 있지만 코카서스 주민들을 보고 있으면 장내 미생물을 활발하게 만드는 것 이외에도 또 다른 원인이 있을 것 같다. 그것은 무엇일까.

지금까지의 연구를 통하여 확인된 사실이 있다. 인체는 활성산소와 싸우면서 수명을 늘리고 있다는 점이다. 나이를 먹으면서 발생하는 '노화'나 질병도 활성산소와 깊은 관계가 있다. 자세한 설명은 뒤에서 하기로 한다. 케피어에는 활성산소를 제거하는 능력이 있는 듯했다. 그렇다면 활성산소와 인체의 메커니즘을 해명하면 인간의 수명을 좀 더 늘릴 수 있을 것이다. 작은 나라에서 벗어나 전 세계의 모든 생활권이 장수마을로 바뀐다면 더 이상 기쁜 일은 없을 것이다.

: '기적의 물'이 수수께끼를 푸는 힌트

그런 고민에 잠겨 있을 때, 문득 한 가지 생각이 떠올랐다. 미국 최초로 노벨의학상을 수상한 알렉시스 카렐Alexis Carrel의 전기에 있는 루르드의 기적의 샘물에 관해서였다.

처음에는 '다양한 질병을 치유하는 그런 물이 정말 있을까' 하는 생각에 반신반의했다. 그러나 그 의문은 '혹시 그 물에 활성산소를 제거해주는 무엇인가가 함유돼 있는 것이 아닐까' 하는 가설로 바뀌었다. 코카서스 주민들이 케피어를 통해 체내의 활성산소를 제거해서 장수를 얻은 것처럼 말이다.

그것을 과학적으로 해명할 수 있다면 더 이상 질병을 두려워할 필요는 없다. 암이나 당뇨병, 다양한 알레르기 증상도 충분히 극복할 수 있다. 더구나 '물 마시기'라는 매우 간단하고도 일상적인 방법을 통해서 질병과 맞서 싸우는 몸을 만들 수 있다. 질병 치료뿐이 아니다. 물은 생명을 유지하기 위해 매일 마시는 물질이다. 즉, 매일 마시는 것만으로 누구나 건강한 몸을 만들 수 있다.

루르드의 샘물은 예로부터 일정 지역에서만 자연스럽게 분출되어 그 주변에서 생활하는 사람들의 건강에 도움을 주었다. 예를 들면, 독일 노르데나우의 물, 멕시코 트라코테의 물, 인도 나다나의 우물물 등이다.

이른바 '기적의 물'이라고 불리는 것들이다. 그 물을 과학적으로 분석하고 해명하여 얻은 결론이 활성수소를 다량으로 함유하고 있는 물, 즉 물을 전기분해하는 과정을 통해 얻을 수 있는 '전해환원수'였다.

: 전해환원수는 과학이 만드는 자연의 물

전해환원수란 물을 전기분해했을 때 음극 쪽에 형성되는 물을 말한다. 양극 쪽에는 산성수가 형성된다. 그리고 전해환원수를 만들어내는 장치가 전해환원수 정수기다.

전해환원수는 알칼리성을 나타내기 때문에 과거에는 알칼리이온수라고도 불렀다. 그리고 여러 가지 질병을 치료하는 데 그 물이 효과가 있다는 사실이 다양한 임상 사례를 통해 밝혀졌다. 하지만 질병에 효과가 있는 것인지는 정확히 알 수 없다. 이것이 명확하게 해명되지 않은 채 오늘에 이르고 있다.

처음에는 나도 '기적의 물'이라고 불리는 루르드의 물이나 트라코테의 물이 전해환원수와 같은 작용을 하고 난치병 치료에 관련이 있다는 생각은 하지 않았다. 케피어의 사례, 활성산소 연구, 루르드나 트라코테의 물, 다양한 정보를 통해 전해환원수에 관심을 갖게 된 것이다. 건강의 원천이 전해환원수라면 모든 신비한 현상이 하나로 연결된다. 모두 합리적인 설명이 가능하다.

전해환원수는 활성수소를 풍부하게 함유하고 있고 환원작용을 가진 물이다. 그 환원작용에 의해 본래 인간이 갖고 있는 치유력이나 생명력을 이끌어내고 때로는 높여주면서 건강한 인체를 만드는 데 공헌한다. 매우 합리적이고 이론적으로 질병을 치유시켜주는, 과학으로 만든 자연의 '물'이라고 할 수 있다.

∷ 인체에는 강물이 있다

우리의 몸은 강물의 흐름에 비유할 수 있다. 섭취한 음료수는 혈액이나 체액이 돼 몸속을 돌아다니는 하나의 강을 이룬다. 강은 몸속에서 치밀한 지류를 만들어 그물눈처럼 인체 구석구석까지 달린다. 한 장소에 머무르는 일 없이 매일 영양분을 운반하기도 하고 노폐물이나 유해물질을 모으면서 다시 하나의 강을 이루어 몸 밖으로 배설된다.

강의 흐름이 원활하다면 건강한 것이고 반대로 막혀 있다면 질병에 걸린 것이다. 몸속에 깨끗하고 아름다운 강물의 흐름을 만들려면 건강을 도와주는 물을 충분히 섭취해야 한다. 즉, 강물의 흐름을 급류로 만드는 것이다. 빠르게 흐르는 강은 오염되지 않고 몸에 고인 유해물질을 계속 배출시킨다.

현대인은 생수를 마실 수 없는 환경에서 살아간다. 한편, 환경오염이나 식품첨가물, 스트레스, 활성산소를 발생시키는 물질이 더욱 축적되는 생활을 하고 있다. 현대인에게 암이나 알레르기가 많은 이유도 자연계의 섭리에서 보면 매우 이상한 현상이다.

그 이상한 현상을 아무도 깨닫지 못하는 이유는 '인간은 누구나 질병에 걸리는 것'이라는 식의 선입관을 가지고 있기 때문이다. 하지만 그렇지 않다. 인간은 누구나 질병 없이 살아갈 수 있는 시스템을 갖추고 있다. 전해환원수는 우리가 잊고 있거나 포기해버린, '우리가 살아가는 능력'을 일깨워주는 미래의 음료수다.

: 우리는 산소의 바다에서 활성산소와 싸우며 살고 있다

현재 지구의 대기에는 약 20퍼센트의 산소가 포함되어 있고 우리는 그 산소를 마시면서 살고 있다. 산소가 없으면 우리는 죽는다. 때문에 산소는 몸에 좋다는 생각을 하게 된다. 하지만 실제로는 그 반대다. 산소가 생물에게 위험한 존재라는 사실은 생명이 발생한 역사를 생각하면 이해할 수 있다.

지구는 약 46억 년 전에 탄생했다. 마그마 상태의 지구가 식으면서 엄청난 수증기가 대지에서 피어올랐다. 거대한 비가 내리면서 지구 전체를 덮는 원시해양이 형성되었다. 약 40억 년 전에 처음으로 탄생한 생명체는 살아가는 데에 산소가 필요하지 않았을 것이다. 그 당시의 대기에는 산소가 거의 없었기 때문이다. 최근에는 최초의 생명체가 살아가기 위해 수소를 이용했을 것이라는 학설도 제기되고 있다.

하지만 약 20~25억 년 전에 광합성을 하는 생물이 나타나 물과 탄산가스를 이용해서 전분을 만드는 반응을 시작했다. 그리고 노폐물로써 토해낸 산소가 서서히 공기 속에 축적돼 지금처럼 산소가 다량으로 들어 있는 대기를 이루게 되었다. 그 산소의 독성 때문에 대다수의 생물이 죽

었지만 그중에서 산소를 흡입하면서 살아갈 수 있는 능력을 갖춘 생물이 살아남아 산소호흡을 하는 생물로 진화했다.

산소는 물질이 가지고 있는 에너지를 이끌어내는 능력이 강하다. 때문에 산소호흡을 하는 생물들은 진화 속도가 빨라 고도의 기능을 갖출 수 있게 됐다. 한편, 산소호흡을 하는 과정에서 어쩔 수 없이 발생하는 격렬한 반응성을 가진 산소, 즉 활성산소의 공격도 받게 되었다. 그래서 우리는 산소를 이용하여 살아가면서도 활성산소의 피해와 싸우고 있다. 그리고 언젠가 그 싸움에서 지게 되면 몸이 산화돼 노화와 질병에 의해 죽을 수밖에 없는 운명에 처한다. 활성산소가 노화나 모든 질병의 원인이라고 불리는 이유가 이 때문이다.

: 활성산소에는 몇 가지 종류가 있다

우리가 호흡을 통해 흡입하는 일반 산소는 삼중항산소triplet oxygen, 三重項酸素로 비교적 온화한 성질을 가지고 있다. 그래서 삼중항산소가 있어도 종이가 저절로 불타는 일은 없다. 그러나 일반 산소가 에너지를 얻어 활성화하면 일중항산소singlet oxygen, 一重項酸素라는 활성산소로 변한다. 이것은 일광소독을 할 때 형성되기 때문에 유해한 균을 죽이는 데 도움이 된다. 일반 산소가 전자를 한 개 받으면 슈퍼옥사이드 래디컬superoxide Radical이,

● 일반 산소와 4가지 활성산소

● 일반산소

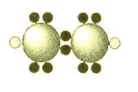
삼중항산소

원자 2개로 이루어지는 산소. 양쪽의 부대전자(不對電子)끼리 쌍을 이루고 있기 때문에 비교적 안정되어 있다.

● 활성산소

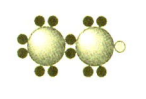
슈퍼옥사이드 래디컬

한쪽만 부대전자가 된 상태의 가장 보편적인 활성산소이다.

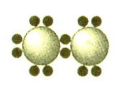
일중항산소

자외선에 의해 피하조직에 발생하기 쉬운 활성산소. 한쪽의 전자가 한 방향의 궤도로 들어가 다른 쪽의 궤도는 비어 있는 상태이다. 따라서 반응성도 강하다.

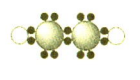
과산화수소

산소원자와 수소원자가 모두 2개씩 붙어 있는 상태이다. 산화력은 크지 않지만 약간의 계기로 반응성이 풍부한 하이드록시 래디컬로 변화한다.

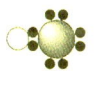
하이드록시 래디컬

반응성이 가장 풍부한 활성산소. 과산화수소가 금속이온과 반응했을 때에 발생한다. 산소원자 한 개와 수소원자 한 개로 구성된다.

◯ =산소　○ =수소　● =전자　◦ =부대전자

두 개를 얻으면 과산화수소가 된다. 과산화수소가 분해하면 격렬한 반응성을 가진 하이드록시 래디컬 hydroxy radical이 형성된다. 이 4가지의 산소가 좁은 의미에서 활성산소라고 불리는 산소다. 이 밖에도 슈퍼옥사이드 래디컬이 기름 성분과 반응을 하면 과산화지질이 형성되고 이것이 분해된 것이 알콕시 래디컬 alkoxy radical이다. 그 밖에 일산화질소, 퍼옥시나이트라이트 peroxynitrite, 이산화질소, 수돗물에 들어가는 차아염소산 hypochlorous acid, 次亞鹽素酸, 오존 등도 넓은 의미에서 활성산소에 포함된다.

: 활성산소는 양날의 칼

일반 산소가 새끼고양이라면 활성산소는 사자 수준의 격렬한 반응성을 가지고 있다. 그리고 낮은 온도에서도 다양한 물질에 결합해 이 물질들을 산화시킨다. 이 격렬한 반응은 인체에 반드시 있어야 하는 반응이다. 인체는 어떤 의미에서 보면 영양 덩어리이기 때문에 그냥 내버려두면 즉시 세균이나 바이러스의 먹이가 된다. 그런 현상을 막는 것이 면역계의 세포들이다. 활성산소를 무기로 사용해서 세균이나 바이러스를 죽이고, 불필요한 세포나 물질을 활성산소를 이용해서 분해한다. 또 일산화질소나 과산화수소 등은 혈관확장이나 세포증식 등의 신호로서 중요한 역할을 하고 있다.

● 주변에서 쉽게 볼 수 있는 산화현상

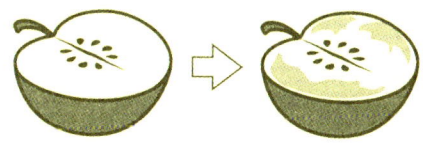

사과를 둘로 쪼개 잠시 내버려두면 표면이 변색된다. 이것은 공기와 접촉한 표면이 산화해 갈변물질이 표면에 형성된 것으로 인체 내부에서도 활성산소에 의해 동일한 반응이 발생한다. 이것이 노화현상이다.

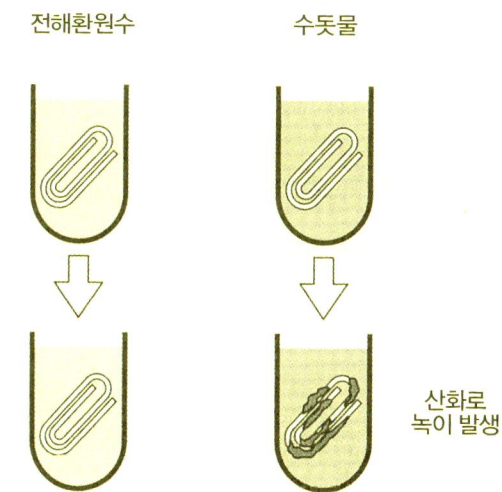

수돗물에 클립을 담가두면 2~3일 만에 녹이 발생한다. 한편, 전해환원수는 좀처럼 녹이 발생하지 않는다. 수돗물에는 강한 산화력이 있고 전해환원수는 활성수소를 다량으로 함유해서 산화를 억제하는 작용이 있다는 사실을 잘 보여준다.
※ 클립의 소재나 수돗물의 수질 등의 차이에 따라 실험결과가 달라질 수 있다.

그러나 활성산소가 몸속에 지나치게 발생하면 유전자나 세포막, 단백질 등에 상처를 입혀 장애를 일으킨다. 나아가 다양한 질병의 원인으로 작용한다. 즉, 없어서는 안 되지만 너무 많아도 곤란하다. 활성산소가 관련된 질병은 알츠하이머병이나 파킨슨병 등의 뇌질환, 암, 백내장, 동맥경화증, 당뇨병, 알레르기, 간염, 신염 등 다양하다. 최근에는 노화도 일종의 질병이라고 여긴다. 피부의 검버섯, 주근깨, 주름뿐 아니라 다양한 노화현상에도 활성산소가 관여하고 있다는 사실이 밝혀졌다.

사과의 껍질을 벗기면 갈색으로 변하는데 이를 갈변현상이라 한다. 사과에 들어 있는 폴리페놀polyphenol이 산소와 반응을 일으키면서 발생하는 현상이다. 이와 비슷한 반응이 인체 내부에서도 발생해 인체의 모든 세포에 얼룩이 생긴다. 이것이 종말당화산물advanced glycation endproduct, AGE이라고 불리는 물질로 세포의 기능을 저하시키는 원인으로 작용한다.

: 폐호흡을 통해 약 2~3퍼센트가 활성산소로 변한다

우리는 매일 폐를 이용해서 호흡한다. 인체의 에너지물질을 연소시키려면 산소가 필요하기 때문이다. 흡입한 산소를 이용해 음식물에서 얻은 에너지물질을 산화, 즉 연소시키면서 생명을 유지한다. 물질을 연소시키는 과정에서 ATP라는 물질을 만드는데, 이 물질을 이용해서 다른 물질을 만들거나 운반, 혹은 음식물을 분해하는 것이다.

그러나 흡입한 산소가 모두 완전연소되는 것이 아니다. 엔진이 배기가스를 내뿜는 것과 마찬가지로 호흡량의 약 2~3퍼센트는 활성산소로 변한다. 이 활성산소를 몸 안에서 배출시키기 위해 인체 내부에는 다양한 효소가 활동하고 있다. 예를 들면, 슈퍼옥사이드 디스뮤타아제superoxide dismutase, SOD, 카탈라아제catalase, 퍼옥시다아제peroxidase 등의 효소들이다.

: 활성산소를 없애주는 몸 안의 효소

SOD는 슈퍼옥사이드 래디컬을 활성산소의 일종인 과산화수소로 만든다. 그 과산화수소를 카탈라아제나 퍼옥시다아제 등이 안전한 물과 산소로 분해하고 배출을 촉진시킨다. SOD는 카탈라아제나 퍼옥시다아제와 세트를 이뤄 활동해야 의미가 있다.

젊었을 때에는 이런 효소들이 열심히 활동한다. 그래서 인체의 산화(노화)현상이 좀처럼 나타나지 않는다. 하지만 나이를 먹으면 효소의 활동이 서서히 나빠지다가 결국 활성산소가 범람하는 상황이 생긴다. 이것이 노화현상이다. 우리는 노화현상에서 완전히 벗어날 수는 없다. 또 벗어나야 하는 것도 아니다. 언젠가 인간은 이 세상에서 사라지는 것으로 다음 세대에 바통을 넘겨주면서 지금까지 문명을 구축해 왔으므로.

그러나 활동이 둔해진 효소 대신 세포나 내장에 축적된 산소나 노화 물질을 제거할 수 있는 방법이 있다. 이것이 활성수소이며 활성수소를 풍부하게 함유한 것이 전해환원수다.

: 암세포는 끊임없이 발생한다

젊고 건강한 사람이라고 해도 혈액이나 체액에는 항상 7000~9000개의 암세포가 돌아다니고 있다. 이 암세포가 질병으로 발전하지 않는 것은 면역시스템이 보호해주고 있기 때문이다. 즉, 활성산소가 위험한 상황에 이르기 전에 암세포를 처리해주고 있는 셈이다.

이 면역시스템의 세포들이 발생시키는 활성산소가 침입한 물질에 대해서만 효력을 발휘해준다면 더 이상 바랄 나위가 없겠지만 때로 실수를 하거나 제멋대로 폭주하는 경우가 생길 때 문제가 된다. 그럴 경우, 건강한 세포나 장기, DNA 등을 적으로 판단하고 공격해버린다. 활성산소가 양날의 칼이라고 불리는 이유가 이 때문이다.

- 생체의 활성산소 소거기구와 전해환원수

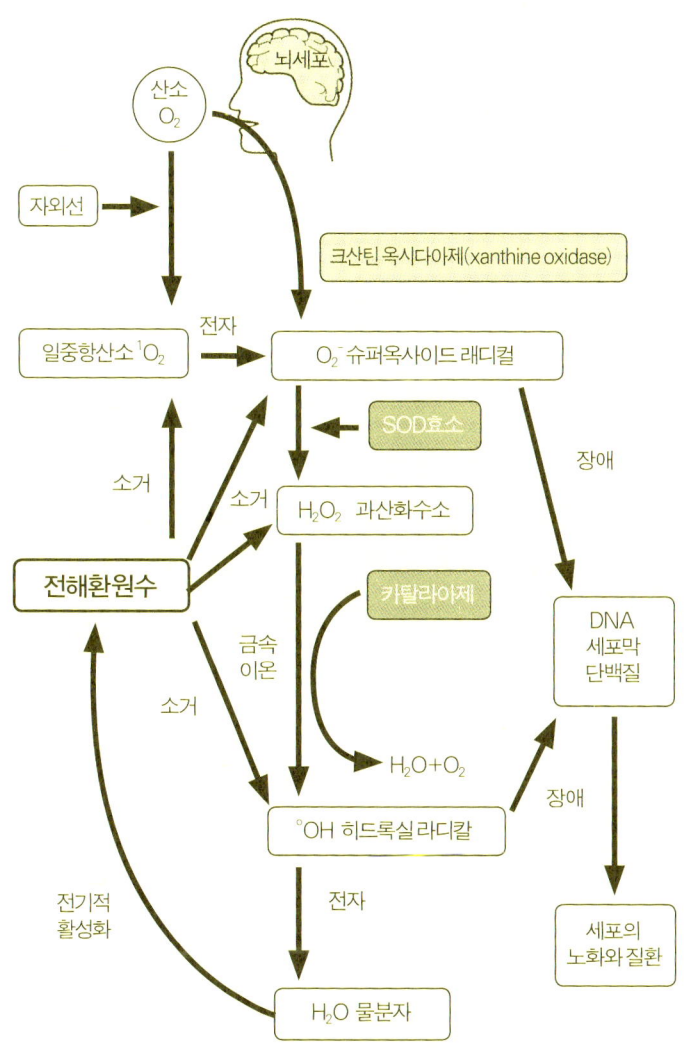

: 인체에도 발생하는 산화와 환원

식칼에 녹이 스는 것도 산화작용 때문이다. 그러나 녹이 슨 식칼에 활성수소를 투여하면 녹을 깨끗하게 제거할 수 있다. 그 이유는 이제 이해했을 것이다. 녹 자체가 철이라는 금속물질을 산화시키는 것이므로 활성수소를 이용해서 철에 달라붙어 있는 산소를 흡착, 제거해주면 원래의 상태로 돌아오는 원리다.

이와 비슷한 현상이 인체에서도 발생한다. 인체의 세포와 장기는 노화나 질병에 의해 산화된 상태에 놓여 있다. 만약 이런 세포와 장기로부터 산소를 제거할 수 있다면 녹이 슨 식칼이 원래의 상태로 돌아가는 것과 같은 이유로 원래의 세포나 장기의 상태로 되돌릴 가능성이 있다.

그러나 인체는 식칼과 달리 생명체이기 때문에 원래의 상태로 완전하게 되돌릴 수는 없다. 만약 그것이 가능하다면 불로불사의 몸이 될 것이다. 즉, 나이 이상으로 노화(산화)된 세포나 장기를 그 나이에 맞는 건강한 상태로 환원시켜주는 것이라고 이해하면 된다.

: 바이러스는 질병의 원인이 아니라 유발인자

감기나 인플루엔자는 바이러스가 원인이다. 그러나 좀 더 자세히 살펴보

● 환원수의 항산화작용

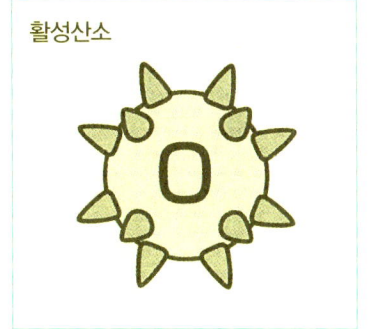

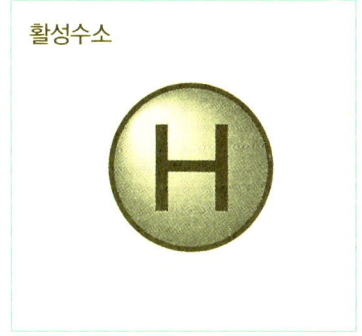

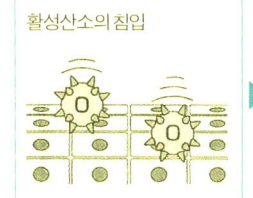

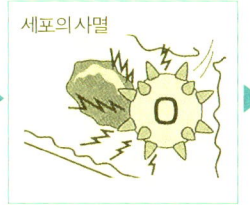

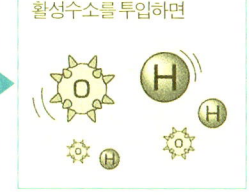

몸속으로 침입한 활성산소는 주변의 세포나 유전자에 상처를 입혀 노화나 질병을 유발하는 원인으로 작용한다. 그러나 활성수소를 투입하면 활성산소와 활성수소가 결합하여 안전하고 해가 없는 물로 변해 몸 밖으로 배출된다.

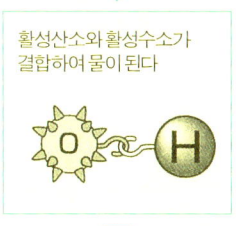

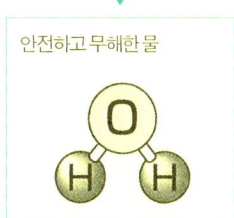

면 바이러스는 감기나 인플루엔자를 일으키는 유발인자일 뿐이다. 인체의 면역기능이 정상으로 활동하고 있다면 질병에는 걸리지 않기 때문이다.

면역기능은 인체를 지키는 방어시스템이다. 인체 내부에 나쁜 영향을 끼치는 바이러스가 침입했다고 가정해보자. 알레르기의 원인이 되는 알레르겐도 마찬가지다. 그럴 경우, 면역기능이라는 방어시스템이 침입해 들어온 바이러스(알레르겐)를 몰아내려 한다. 이때 바이러스를 몰아내는 미사일이 활성산소다. 하지만 면역기능의 조정이 적절하게 이루어지지 않아 활성산소를 지나치게 방출해버리면 이번에는 남은 활성산소가 자신의 몸에 상처를 입히는 결과가 발생한다. 즉, 활성산소가 지나치게 방출되는 것 때문에 건강한 장기나 세포까지 공격을 당하는 것이다.

활성산소에 의해 상처를 입은 세포들은 어떻게 될까. 물론 원래의 상태로 돌아가려 한다. 하지만 활성산소가 버티고 있기 때문에 건강한 상태로 돌아가지 못하고 각각 활성산소와 결합하거나 제멋대로 세포의 성질을 바꿔버린다. 때문에 감염증에 걸려 질병이 발생하고 노화하거나 암세포 증식의 원인을 초래한다.

: 알츠하이머병이나 파킨슨병도 활성산소가 원인

인체에는 면역계와 신경계라는 두 가지 계통이 있다. 그중 신경계를 담당하는 것이 뇌다.

뇌에는 해마라는 영역이 있다. 뇌의 중심부 근처에 있는 영역이다. 이것이 기억의 출입을 담당한다. 나이를 먹으면 이 뇌가 산화해서 뇌세포가 죽어버린다. 우리는 알츠하이머병이 해마가 산화되는 현상으로 발생하는 질병이라고 생각한다. 해마를 포함한 뇌세포는 활성산소에 매우 약하기 때문에 문제다.

파킨슨병도 뇌의 산화가 원인이 돼 발병하는 질병이다. 나이 든 사람의 뇌를 해부해보면 수많은 얼룩이 보인다. 이것은 활성산소에 의해 산화현상이 발생하면서 만들어진 갈변물질이다. 따라서 전해환원수로 뇌를 씻어준다면 질병의 증상을 줄일 수 있고 나아가 예방을 할 수도 있다. 요컨대 뇌와 그 주변에 달라붙은 산소를 제거하여 뇌세포를 깨끗하게 씻어주는 것만으로 뇌의 질병을 극복할 가능성이 있다. 수돗물을 전해환원수로 바꾸어 매일 마시는 것만으로 뇌의 본래 기능을 되찾고 다시 활발하게 가동할 수 있다는 뜻이다.

: **전해환원수가 인체 구석구석까지 씻어낼 수 있는 이유**

뇌에는 혈액뇌관문이 있다. 그래서 뇌세포의 기능을 파괴하는 약물, 독소, 신경전달물질 등이 혈액에서 뇌로 이행되는 과정을 엄격하게 제한

한다. 한편, 포도당, 아미노산, 핵산 성분 등의 영양소는 선택적으로 투과시킨다. 이런 현상은 주로 뇌혈관 내피세포의 활동에 의해 이루어진다. 기름에 녹기 쉬운 지용성 물질이나 작은 물질일수록 이 혈액뇌관문을 통과하기기 쉽다. 따라서 비타민C처럼 물에 녹기 쉬운 항산화물질을 뇌에 공급하여 뇌세포를 보호하고 싶어도 입자가 너무 크기 때문에 혈액뇌관문을 통과할 수 없다.

하지만 모든 물질은 물에 녹은 형태로 온몸을 돌아다닌다. 물은 모세혈관을 통해 뇌나 뼈와 상관없이 온몸을 구석구석 돌아다닐 수 있다. 물에 항산화성을 부여할 수 있다면 온몸의 산화상태를 개선하는 데에 매우 효과적인 결과를 얻을 수 있다.

심장의 혈액이 온몸을 돌아 다시 심장으로 돌아가는 데에 약 40초가 걸린다. 물을 마시면 그 물은 가장 먼저 뇌에 공급되고 이어서 온몸으로 퍼져나가는데 그 시간은 불과 몇 분이다. 이런 물질은 또 없다. 물에 녹아 있는 물질은 선택적으로만 세포에 받아들여진다.

신장은 하루에 약 180리터의 물을 여과한다. 그 물의 대부분은 다시 흡수되어 소변으로 일부가 배출된다. 신장이 이렇게 많은 양의 물을 여과할 수 있는 것은 무엇 때문일까. 신장세포의 세포막에 물을 선택적으로 재빨리 투과시킬 수 있는 물 채널(aquaporin)이라고 불리는 통로가 있기 때문이다. 물 채널 통로의 크기는 0.3~1.3나노미터(1나노미터는 10억 분의 1미터)로 매우 작기 때문에 0.3나노미터의 물은 통과할 수 있지만 그보

● 물이나 물질이 세포막을 통과하는 구조

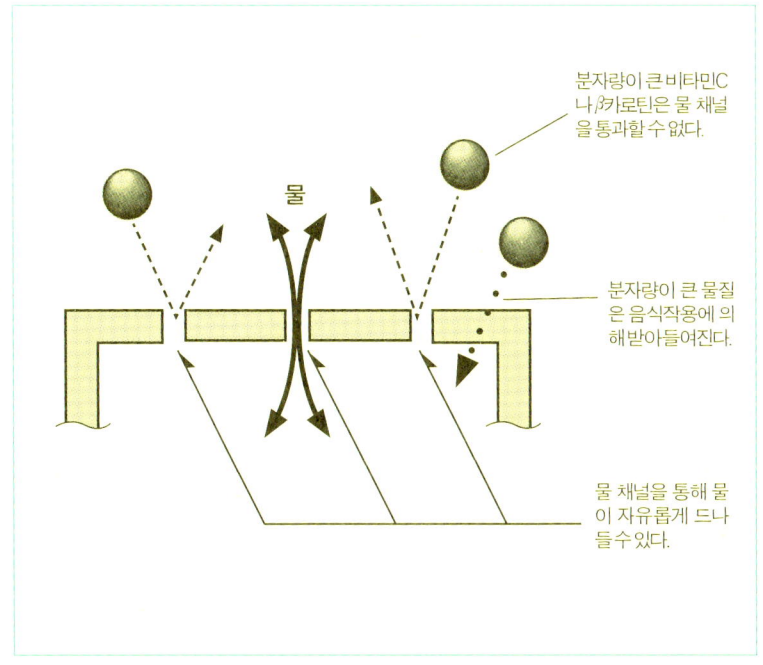

물을 재빨리 받아들여야 하는 세포에는 물이 자유롭게 드나들 수 있는 물 채널이 설정되어 있다. 물보다 큰 물질은 세포의 음식작용(飮食作用. 세포가 다양한 분자를 받아들이는 기구)에 의해 받아들여지지만 속도가 늦고 시간도 많이 걸린다.

다 큰 물질은 통과할 수 없다.

활성수소(수소원자)의 크기는 0.1나노미터. 활성수소를 운반하는 금속나노콜로이드(미네랄)의 크기는 1나노미터이거나 그 이하라고 추측하기 때문에 물 채널을 통과할 수 있다. 이에 비해 비타민C나 β카로틴은 분자량이 물보다 10~30배 정도 크기 때문에 물 채널을 통과할 수 없다. 즉, 비타민이나 카로틴 등의 환원작용을 가진 항산화물질이 침입할 수 없는 세포라고 해도 물은 태연히 통과하여 세포에 달라붙은 산소를 제거하고 안전한 물로 바꾸어 배출시키는 것이다.

: 사람에 따라 나이보다 더 늙어 보이는 이유

사람에 따라 나이보다 젊어 보이는 사람이 있고 늙어 보이는 사람이 있다. 왜 그런 차이가 발생하는 것일까. 이것이야말로 활성산소의 가장 두드러진 영향이다. 인체가 활성산소에 의해 상처를 입으면 다른 사람보다 노화가 일찍 진행되고, 그 결과 늙어 보이는 것이다.

나이보다 더 늙어 보이는 사람이야말로 물을 바꿔야 한다. 일정 기간 전해환원수를 마셔보면 피부세포에 달라붙은 녹, 즉 산소를 활성수소의 능력으로 벗겨버릴 수 있기 때문에 도움이 된다. 또 내장이나 혈액 등에 달라붙은 산소도 전해환원수가 제거해주기 때문에 컨디션도 좋아지고 건강도 되찾을 수 있다.

흔히 '윤기 있는 피부'를 젊음의 상징으로 생각한다. 이는 단순한 문제가 아니다. 피부세포에 건강하고 좋은 물이 가득 차 있는 사람은 확실히 피부가 탄력이 있고 윤기가 있다. 물론 전해환원수가 '마법의 물'은 아니다. 그러므로 40대가 20대의 피부를 되찾을 수 있는 것은 아니다. 그러나 활성산소에 의해 부식되어 윤기를 잃은 현재의 피부보다는 훨씬 건강하고 젊은 피부로 되돌릴 수 있다.

: 전 세계에 흩어져 있는 기적의 물

전 세계에서 기적의 물이라고 불리는 신비한 물을 다룬 TV 프로그램이 잇달아 방영된 적이 있다. 1998년 6월 13일에 방영을 시작한 「진상 규명, 소문 파일」을 선두로 2000년 11월 26일에 「특명 리서치·200X(질병을 치유하는 기적의 물)」이, 2002년 2월 28일에 「기적체험! 언빌리버블」이 방영되었다.

이런 프로그램들은 '이 물을 마시면 불치병도 낫는다'는 테마를 다루었다. '난치병에 효과가 있는 물'로 알려져 있는 기적의 물에 관해서였다. 그 기적의 물의 정체를 과학적으로 입증한다는 것이 프로그램의 대략적 골격이었는데 거기에 전해환원수에 관한 연구가 소개되었다. 이후 전국에서 다양한 반응이 있었다.

처음에 모든 프로그램은 '기적의 물에는 미네랄이나 방사선, 또는 특수한 미생물이 함유돼 있는 것인가'라는 조사부터 시작했다. 다양한 연구소에서 이에 대한 분석을 실시했다. 그러나 모두 '특수한 함유물질은 보이지 않고 일반적으로 존재하는 우물물과 큰 차이를 확인할 수 없었다'는 결과뿐이었다.

그러자 프로그램은 1997년에 미국의 생물과학지 《BBRC》에 게재된 우리의 논문에 주목했다. 논문의 주제는 '전해환원수가 활성산소를 제거한다'는 것이었다. 그것이 인연이 돼 전 세계의 기적의 물이 우리의 연구실로 들어오게 됐다.

: 이것이 전 세계의 유명한 기적의 물이다

전 세계에 흩어져 있는 기적의 물에 대해 간단히 설명하면 다음과 같다.

● **루르드의 샘물**(프랑스)

프랑스 남서부 피레네 산맥 기슭에 있는 루르드 마을은 연간 500만 명이나 되는 순례자들이 방문하는 '기적의 물이 샘솟는' 성지로 유명하다. 이곳은 1858년 2월, 어느 사건에 의해 알려졌다.

이 지역에 살고 있는 베르나데타가 여동생 트와네트를 데리고 장작을 주우러 나간 것이 계기다. 그들은 근처에 있던 마사비엘 동굴에서 황금색으로 빛나는 구름이 떠오른 것을 깨달았다. 호기심을 느낀 베르나데타는 마치 무언가에 이끌리듯 동굴 속으로 들어갔다. 그러자 거기에는 하얀 옷에 파란 띠를 두르고 오른손에 묵주를 든 아름다운 귀부인이 허공에 떠 있는 것이 아닌가. 그리고 계속 발치를 파보라고 했다.

베르나데타는 그녀가 시키는 대로 땅을 팠다. 그러자 그곳에서 물이 솟아오르기 시작했다. 이 물이 질병을 치유한다는 신비한 물이었다. 샘물을 보고 기뻐한 마을사람들은 이 물을 지속적으로 마셨다. 그러자 어떤 치료를 해도 낫지 않고 고통만 주던 질병들이 깨끗하게 치유되었다.

소문은 금세 퍼져나갔다. 이윽고 1862년에 교회가 지어지고 1872년부터 순례자들이 모이기 시작했다. 그 이후, 지금도 루르드의 성수는 고갈되지 않고 계속 솟아나며, 지금은 가톨릭 최대의 성지가 되었다.

- **트라코테의 물**(멕시코)

기적의 물은 때로 일상의 평범한 상황에서 발견되는 경우도 있다.

멕시코시티에서 북쪽으로 약 300킬로미터 떨어진 지점에 트라코테 마을이 있다. 이 마을은 인구 8만 5000명의 작은 마을이다. 이곳에서 농원을 운영하는 헤이스 찬 씨는 오랜 기간 요통으로 고통받고 있었다.

그러던 1991년 1월의 어느 날, 헤이스 씨의 요통은 거짓말처럼 완치되고 통증도 사라져버렸다. 함께 일하는 인부들도 컨디션이 매우 좋아졌다. 그들의 컨디션에 변화가 일어나기 시작한 것은 그들이 직접 판 우물물을 마시기 시작하면서부터였다.

물이 질병을 치유한다는 소문이 전 세계로 퍼져나가기 시작했다. 지금은 하루에 수천 명이 방문하고 있는데, 지금까지 연인원 800만 명 이상의 사람이 찾아왔다.

이 소문을 들은 우루과이의 한 의사는 즉시 이 물을 환자들에게 마셔보게 했다. 그 결과, 환자의 약 80퍼센트가 앓고 있던 질병이 호전됐다.

- **노르데나우의 물(독일)**

독일 프랑크푸르트에서 동쪽으로 약 100킬로미터 떨어진 지점에 있는 노르데나우 마을은 여름에는 피서지로, 겨울에는 스키장으로 인기 있었다. 그러나 최근에는 전혀 다른 목적으로 이곳을 방문하는 사람들이 늘고 있다. 1991년 1월에 발생한 어떤 사건 때문이다.

이 지역에서 호텔을 운영하는 테오 토메스 씨는 어느 날 네덜란드인 손님에게 와인 주문을 받았다. 그 손님이 요구하는 주문은 무척 까다로웠다. 토메스 씨는 손님에게 직접 와인을 고를 것을 제안했다. 그러고는 와인 저장고로 사용하고 있는, 서양기와로 이루어진 암석 채굴장 자리로 손님을 안내했다. 손님은 들어가자마자 "이 안에서 강한 에너지가 느껴집니다. 이곳에서 명상을 하고 샘물을 마시면 질병이 치유될 것입니다"라고 말했다.

이후 손님의 말처럼 실제로 다양한 질병이 치유됐다. 체르노빌 원자력발전소 사고가 발생한 후에는 토메스 씨가 백혈병 어린이를 초대해서 물을 마시게 했다. 그러자 한 아이의 백혈병이 완전히 치유됐다. 기적의 물이 샘솟는 동굴로 유명해진 노르데나우에는 지금도 하루에 수백 명이나 되는 사람이 물을 마시기 위해 방문하고 있다.

- **나다나의 우물물**(인도)

기적의 물 중에는 과학적 조사가 이루어지지 않음에도 불구하고 '신의 물'로서 사람들에게 신앙의 대상이 돼 존경을 받는 것도 있다. 델리에서 북쪽으로 약 150킬로미터 정도 떨어진 나다나 마을에서 일어난 일이다. 1992년 9월의 어느 날, 이미 말라버린 우물에서 물이 다시 솟아오르기 시작했다.

마침 기술자 한 명이 우물을 파는 작업을 하는 도중에 눈에 잡균이 들어가 눈병에 걸렸는데 이 물로 눈을 씻었다. 그랬더니 하룻밤 만에 눈병이 낫고, 지병이었던 야맹증까지 치유됐다.

또 몇 명의 마을사람들이 이 물로 목욕을 하자 심각했던 피부병까지 나았다. 이 소문이 널리 퍼지자 많은 사람이 이 마을을 방문했다. 그러던 중, 다섯 살짜리 소녀가 찾아왔다. 이 소녀는 소아마비 때문에 전혀 걸을 수 없었다. 그러나 일주일 정도 우물물을 마시자 걸음을 옮길 수 있게 됐다. 이미 말라버린 우물에서 샘솟은 '나다나의 신비의 물'은 소문을 타고 널리 퍼져서 지금은 매년 50만 명 이상이 모여들고 있다.

: 기적의 물은 평범한 물인가

기적의 물이 말 그대로 '기적'을 일으키는 것은 무엇 때문일까. 평범한 물에는 들어 있지 않은 물질이나 미네랄이라도 들어 있는 것일까. 또는 지금까지 발견되지 않은 미지의 미생물 때문에 기적을 일으키는 것일까. 누구나 생각해볼 수 있는 문제다. 여러 미디어에서는 여러 국제 연구기관의 조사결과를 소개했다.

1991년, 트라코테의 물에 대해 소문을 들은 미국의 내셔널테스팅연구소가 수질을 조사했다. 그 결과는 뜻밖이었다. 트라코테의 물이 평범한 우물물과 똑같은 성분이었기 때문이다. 다른 연구소에서도 기적의 물이라고 불리는 몇 가지 물에 대해 미생물 유무를 조사해보았지만 결과는 마찬가지였다. 특별한 활동을 보이는 미생물은 전혀 검출되지 않았다. 트라코테의 물에서만 라돈이 약간 검출됐다.

라돈에는 방사선 호르메시스$_{hormesis}$효과를 기대할 수 있다. 이것은 세포가 사멸하지 않을 정도로 방사선을 조사하는 치료방법이다. 그렇게 하면 방사선에 의해 상처를 입은 세포가 본래 갖추고 있는 자기수복기능을 발휘하게 되고, 그 결과 몸속의 면역력이 활성화돼 질병을 치료할 수 있다.

그러나 트라코테의 물이 라돈을 함유하고 있다고 해도 세포에 상처를 줄 수 있는 수준은 아니었다. 트라코테의 물에 들어 있는 방사선량은 1리터당 불과 0.2벡터였다. 이 정도 양은 일반적인 우물물에서도 흔히 볼 수 있는 수치다. 일본에는 그보다 훨씬 높은 수준의 라돈이 들어 있는 온천도 얼마든지 있다. 그렇기에 트라코테가 기적의 물로 불리게 된 것이 라돈 때문만은 아니다.

: 혹시 플라시보효과가 아닐까

그렇다면 대체 무엇 때문일까. TV 프로그램에서는 이 물에 대해 다양한 각도에서 조사했지만 그럴싸한 답을 찾을 수 없었다. 오히려 기적의 물을 조사하면 할수록 어디에서나 흔히 볼 수 있는 우물물과 다르지 않다는 결과만 나올 뿐이었다. 그러자 「기적체험! 언빌리버블」에서 '기적의 물에 일종의 플라시보효과가 있는 것이 아닐까'라는 의문을 가지고 독특한 실험을 시도했다. 플라시보효과란 안전하면서도 약리작용이 없는 것을 환자들에게 "이 약은 먹는 즉시 효과를 볼 수 있는 약입니다"라는 말을 하고 복용하게 하면 심리작용으로 질병이 나을 수도 있다는 치료방법이다. 심리적 효과를 이용한 것이다. 프로그램에서 실시한 실험은 다음과 같다.

먼저 혈액상태가 매우 끈끈한 여섯 명의 피실험자를 모았다. 그리고 "이것은 몸에 매우 좋은 물이다"라고 설명한 뒤, 세 명에게는 기적의 물을, 나머지 세 명에게는 수돗물을 마시게 했다.

한 시간 후, 여섯 명에게 혈액 검사를 실시했다. 그랬더니 확실한 결과가 나왔다. 여섯 명 모두 기적의 물이라고 믿고 물을 마셨는데 수돗물을 마신 세 명의 혈액에는 아무런 개선이 없었던 것이다. 기적의 물을 마신 세 명의 혈액은 맑은 상태로 개선되었다. 결국 기적의 물은 플라시보효과에 의한 것이 아니었다. 역시 그 물에는 우리의 건강에 영향을 끼치는 '무엇'인가가 들어 있고, 그것이 다양한 질병을 극복하게 해준다는 사실은 변함없었다.

: 기적의 물의 정체는 활성수소

이런 프로그램들에서 우리 연구소로 기적의 물을 보낸 이유도 '만병에 효과가 있다'고 불리는 원인을 과학적으로 증명하고 싶었기 때문이다.

내가 전해환원수의 효능에 관심을 가지게 된 것은 알렉시스 카렐의 전기에서 루르드의 기적의 물을 알게 되면서부터다. 그리고 나는 이미 오래전부터 뇌를 연구해왔고, 물이 뇌의 기억시스템과 관계가 있는 것이 아닌가에 관해서도 연구를 하고 있었다. 그래서 활성산소와 활성수소의 관계에 관심을 갖게 된 것이다.

루르드의 물, 트라코테의 물, 노르데나우의 물은 모두 평범한 물과는 큰 차이가 없었다. 그러나 기적의 물의 공통점은 단 한 가지, 활성수소를

● 다양한 물의 활성수소 함유량 비교

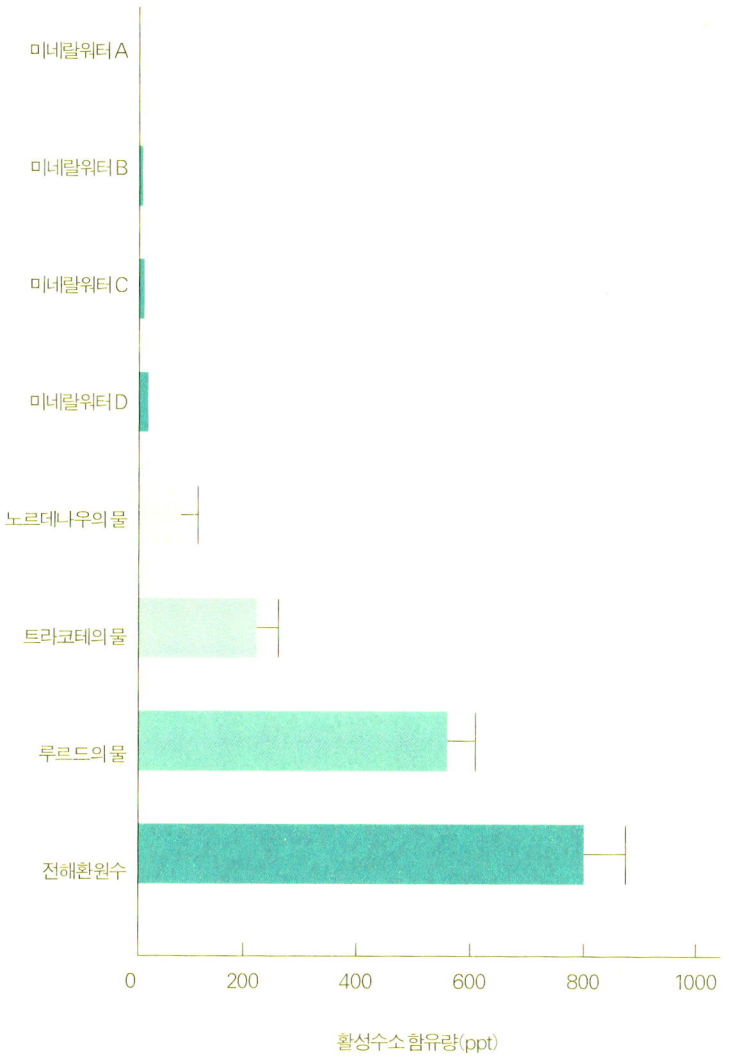

활성수소 함유량(ppt)

● 다양한 물의 활성산소 함유량 비교

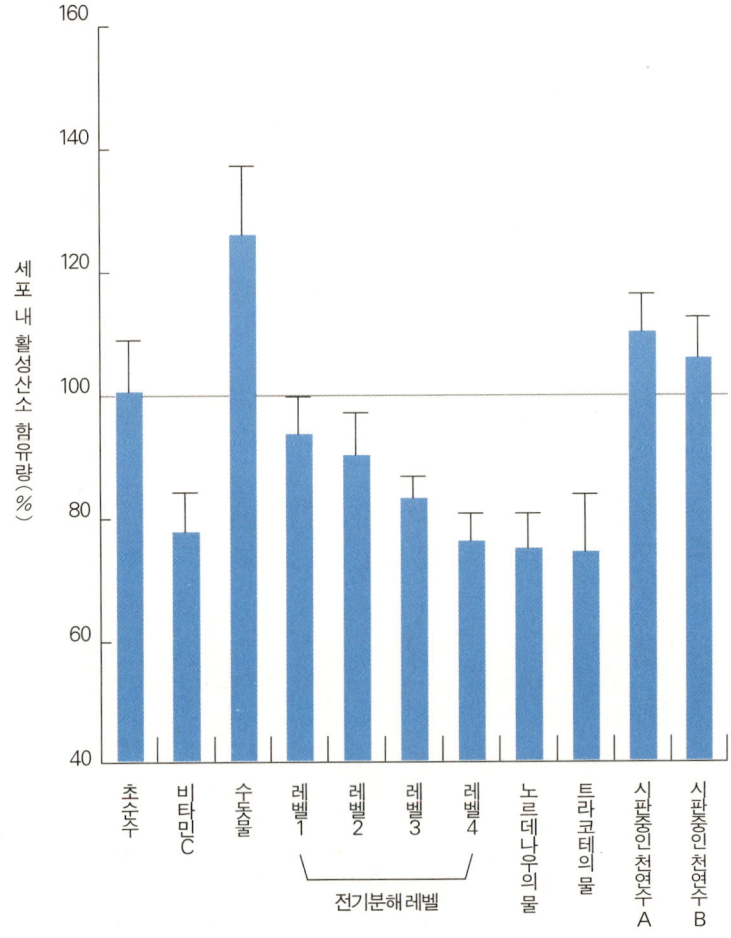

더블 오토체인지 크로스라인 방식(double autochange cross-line system)의 시판 전해환원수 정수기를 이용하여 생성한 전해환원수(레벨1부터 4로 갈수록 강한 전해를 띠고 있다)와 비타민C, 천연수 및 수돗물이 래트의 근육세포 내 활성산소 수준에 미치는 영향 비교. 전기분해에 의해 산화수인 수돗물이 비타민C나 기적의 물에 필적하는 세포 내 활성산소 소거능력을 가진 물로 바뀐다는 사실을 알 수 있다.

다량으로 함유하고 있다는 것뿐이었다.

앞의 그래프를 보면 기적의 물에는 활성수소가 풍부하게 들어 있음을 알 수 있다. 이에 비해 일반적인 미네랄워터는 활성수소가 거의 들어 있지 않다.

본래 활성수소는 자연에서 발생해도 전혀 이상할 것이 없다. 물이 강한 자장磁場 속을 흐르거나 바위에 부딪혀 발생하는 약한 전류에 의해서도 활성수소는 발생한다. 또 미네랄이 녹을 때에는 전자를 방출하는데 이때 활성수소가 발생할 수도 있고, 미네랄 자신이 활성수소와 결합하기 쉽다는 성질도 있다. 최근에 수소를 다량으로 함유한 현무암질의 지하대수층이 발견됐다. 기적의 물은 현무암 등 지하대수층 암석의 환원력에 의해 발생한 활성수소가 미네랄에 달라 붙거나 흡장吸藏되면서 안정화된 물이라고 생각한다.

: 물에 수소를 주입해도 효과는 없다

기적의 물의 정체가 활성수소 때문이라는 사실은 어느 정도 이해할 수 있었다. 그래서 이번에는 그 물을 어떻게 해야 쉽게 만들 수 있을지를 생각해보았다.

일단 물에 수소가스를 주입하는 것부터 시작했다. 이른바 수소가스첨가수다. 무엇이 활성산소를 제거하는지 조사해보기 위한 작업이었다.

수소가스를 주입한 물은 환원력이 있다는 사실을 분명하게 보여주는 마이너스의 산화환원전위를 보여주었고 낮은 산소농도, 높은 용존수소농도를 보여주었다. 즉, 전해환원수와 표면적인 수치는 같다는 결론을 얻을 수 있었다.

하지만 이 물을 활성산소 제거용으로 사용해도 효과는 거의 없었다. 수소 자체는 매우 안정적이기 때문에 수소분자상태에서는 활성산소를 제거하는 작용이 없었다. 즉, 활성산소를 제거하려면 수소분자가 아니라 원자상대의 활성수소여야 한다는 사실을 확인할 수 있었다. 역시 전기분해를 이용해서 활성수소를 발생시킨 환원수가 가장 정확하게 활성산소를 제거한다는 사실이 밝혀진 것이다.

전 세계에 흩어져 있는 기적의 물은 지금도 수많은 환자에게 도움을 주고 있다. 평소의 생활에 연구를 접목시켜 그와 비슷한 효과를 얻을 수 있다면 얼마나 좋을까.

현재의 수돗물에는 염소를 비롯한 발암성 물질이나 곰팡이 등 다양한 문제가 있다. 그러나 수도꼭지만 틀면 물을 마음껏 사용할 수 있다는 현실도 존재한다. 우리는 그것을 당연하다고 여기며 생활하고 있지만 그런 행복한 생활을 누릴 수 있는 것은 전 세계에서 1퍼센트 정도일 뿐이다. 그렇기 때문에 보다 건강하고 좋은 물을 마시면서 생활하는 것이 앞으로 우리가 '물'을 대하는 올바른 태도이다.

: 지속적으로 오르는 일본의 의료비

최근 일본의 의료비가 급격히 오르고 있다. 의료비가 국가 예산의 많은 비중을 차지한다. 더구나 의료비는 매년 증가 추세를 보이고 있다. 일본은 장수국가가 되었다. 그러나 아무리 수명이 연장됐다고 해도 의료에 의지해서 수명을 연장하는 것은 의미가 없다. 사람들 스스로의 능력으로 건강을 지키고 눈을 감기 전까지 건강하게 살 수 있는 몸을 만들어야 한다.

물을 재조명해야 한다. 우리가 매일 마시는 물을 전해환원수로 바꾸는 것만으로 죽을 때까지 건강을 유지할 수 있다면 이렇게 값싼 의료비는 없을 것이다. 그렇지 않으면 지속적으로 오르는 의료비 때문에 일본이 무너지게 될 지도 모른다.

2001년에는 120만 킬로리터의 미네랄워터가 생산, 수입되었다. 가정용 정수기는 400만 대가 판매됐다. 수돗물에 대한 공포를 누구나 인식하기 시작했다는 증거다.

맛있는 물을 마시고 싶은 욕구는 누구에게나 있다. 그러나 맛만이 물을 대변하는 것은 아니다. 안전한 물이라는 것만으로도 충분하지 않다.

'물은 만물의 근원이다. 만물은 물에서 태어났고 물로 돌아간다.' 고대 그리스 철학자 탈레스의 말처럼 물이야말로 생명의 근원이다. 맛있고 안전하고 건강하게 만드는 물이야말로 전해환원수다.

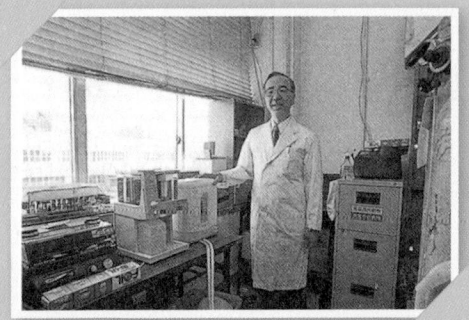

시라하타 교수가 활용하는 전해환원수 정수기와 함께.

2장
힐링 워터가
내 몸을 바꾼다

HEALING WATER

: 인체의 65~70퍼센트가 물이다

　인체는 65~70퍼센트가 물로 이루어져 있다. 해파리는 약 99퍼센트가 물이다. 인간과 해파리를 비교할 수는 없겠지만, '물이야말로 생명의 근원'이라는 사실을 해파리가 증명해준다.

　인간도 신체의 수분 결핍이 4퍼센트 정도가 되면 심한 갈증을 느끼게 되면서 신체쇠약 증상이 나타난다. 이 시점에서 수분을 보충하면 문제가 없다. 하지만 수분결핍 비율이 6퍼센트를 넘으면 증상은 더욱 악화된다. 그리고 신체의 수분이 20퍼센트 이상 사라지면 죽음에 이른다.

　인간이 살아가는 데에 빼놓을 수 없는 것이 물이라는 사실은 누구나 잘 알고 있다. 음식이 없어도 물만 있으면 한 달은 버틸 수 있다. 산에서 조난을 당한 사람이 계곡물이나 빗물만으로 목숨을 유지했다는 이야기를 들어보았을 것이다. 이는 인간의 생명과 물이 깊은 관련이 있다는 의미다.

: 인체의 바다에 떠도는 화학물질과 첨가물

그렇다면 수분을 공급하는 데에만 신경을 쓰면 되는 것일까. 수분 공급은 단순히 양의 문제다. 생명을 유지하기 위해 필요한 물의 양이다. '건강에 좋은 물', '건강을 만드는 물'을 체내에서 대사시키는 것이 더 중요하다.

생명의 탄생은 바다에서 시작됐다. 그것을 대변하듯 우리의 체액은 40억 년 전 바다의 조성과 똑같다.

우리는 매일 염소가 든 물을 마시고 첨가물이 든 식품을 섭취하며 자동차 배기가스가 포함된 공기를 마신다. 이것들은 안전기준에 의해 제한되기 때문에 평생 먹고 마시고 호흡을 해도 생명에 특별한 증상은 나타나지 않는다. 그러나 40억 년 전의 바다에 화학물질이 있었을까. 혹은 식품첨가물이나 발암물질이 있었을까.

현대인의 체액에는 유해물질이 축적돼 있다. 인체의 건강을 유지하려는 면역계는 매일 발암물질을 비롯한 유해물질과 싸우고 있다. 우리는

● 인체 내부의 수분량

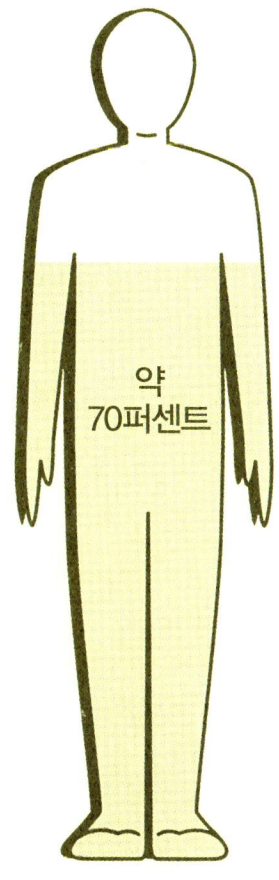

인체의 65~70퍼센트가 수분이다. 혈액은 약 83퍼센트, 심장은 약 79퍼센트, 비장이나 근육은 약 75퍼센트가 물이다. 하나의 세포만을 살펴보면 약 90퍼센트는 물이 차지하고 있다. 그리고 인체의 수분이 20퍼센트 이상 사라지면 생명을 유지할 수 없다.

언제 질병이 발생하더라도 전혀 이상할 것이 없는 무서운 환경 속에서 생활하고 있는 것이다.

그러나 그 위험으로부터 우리를 벗어나게 해주는 것이 있다. 이미 오래전부터 존재했지만 우리가 깨닫지 못했을 뿐이다. 너무 흔하기 때문에 깨닫지 못했을 수도 있다. 바로 활성수소다.

맛있는 물이나 안전한 물을 원하는 사람은 많다. 그러나 '건강을 만드는 물'에 관심을 갖는 사람은 과연 얼마나 될까.

: **세포의 약 90퍼센트는 물**

우리 몸의 각 기관에서 물이 차지하는 비율을 살펴보자. 혈액은 약 83퍼센트가 물이다. 심장은 약 79퍼센트, 비장이나 근육, 그리고 뇌는 약 75퍼센트가 물로 이루어져 있다.

세포 하나의 약 90퍼센트는 물이 차지하고 있다. 또한 그 세포는 체액이라는 물속에 떠 있다. 그 물이 영양을 운반하고 정보를 전달하고 근육을 움직인다. 이처럼 물이야말로 우리의 건강을 좌우하는 중요한 요인이다. 그야말로 물을 바꾸면 체질이 바뀌는 셈이다.

하지만 우리가 평소에 마시는 수돗물은 어떨까. 수돗물에는 살균용 차아염소산이라는 활성산소가 가득 들어 있다. 그 활성산소가 매일 세포나 장기에 손상을 입힌다. 앞으로는 10년, 20년 계속 마셨을 경우의 안전성에 대해서도 검토해야 할 필요가 있다.

미네랄워터는 어떨까. 미네랄워터에는 미네랄 성분이 풍부하게 함유돼 있지만 활성수소의 함유량은 극히 적다. 맛과 안전성으로 본다면 합격점을 줄 수 있지만 인체의 건강을 생각한다면 충분하다고 말하기 어렵다.

: 물에 집착하는 것이 공기에 집착하는 것보다 중요하다

요즘 공기청정기가 잘 팔린다고 한다. 공기를 깨끗하게 해줄 뿐 아니라 마이너스이온을 발생시키거나 바이러스를 막아주는 등 다양한 건강기능을 가진 공기청정기가 잘 팔린다고 한다.

이 마이너스이온도 활성수소와 관련이 있을지 모른다. 활성수소는 물에 전자를 부딪히게 하여 간단히 발생시킬 수 있다. 또한 물이 바위나 벽 등에 부딪힐 때 발생하는 미약한 전류에 의해서도 발생한다. 폭포 근처에 마이너스이온이 많은 이유는 그런 원리 때문이다. 천연수에 약알칼리성 물질이 많은 것은 활성수소가 발생한 결과인지도 모른다.

깨끗한 공기는 건강을 유지하는 데 중요한 역할을 한다. 천식, 담배연기, 집 먼지나 새집증후군 등 오염된 공기는 눈에 보이는 직접적 피해를 발생시킨다. 그러나 물의 경우에는 피해가 좀처럼 드러나지 않는다. 드러

난다고 해도 그것이 물 때문이라고는 생각하지 않는다. 그러나 건강을 생각한다면 공기에 집착하기 전에 마시는 물에 눈을 돌려야 한다. 매일 마시는 물 때문에 피해가 눈에 띄었다면 이미 심각한 상태에 이른 경우가 대부분이니 말이다.

: 정수기와 전해환원수 정수기는 전혀 다른 것

 정수기의 판매율도 늘고 있다. 2001년에만 연간 약 400만 대의 정수기가 팔렸다. 그중 전해환원수 정수기가 얼마나 포함되어 있는지는 알 수 없다.
 일반적으로는 정수기와 전해환원수 정수기가 같은 것이라고 생각하는 사람들이 많다. 두 정수기에 대해 간단히 설명하면 다음과 같다.
 정수기와 전해환원수 정수기는 전혀 다른 것이다. 정수기는 물속의 불순물을 제거하고 정화해주기만 한다. 수돗물의 곰팡이 냄새를 없애주거나 발암물질이라고 불리는 트리할로메탄trihalomethane이나 유해물질을 제거해 안전하고 마시기 쉬운 물을 만드는 것이 정수기의 역할이다. 더욱 간단한 정수기는 활성탄으로 염소나 불순물을 제거하는 것이다. 최근에는 모래 거르개, 암석이나 세라믹 처리, 자화 처리磁化處理 등을 조합한 값비싼 기기도 판매되지만 이런 기기들 중에는 제조와 관련된 과학적 원리가 확실하게 확인되지 않은 것들도 많기 때문에 주의가 필요하다.

전해환원수 정수기는 물을 전기분해해 환원수와 산성수로 나누어주는 장치다. 기능수 중에서는 전해수가 가장 과학적으로 입증된 물이다. 우리는 그 전해환원수가 우리 몸의 녹을 제거해주고 노화를 비롯한 다양한 질병의 원인으로도 작용하는 활성산소를 제거해주는 물이라는 사실을 밝히기 위해 노력해왔다. 정수기가 '건강을 지키는 물'을 만드는 것이라면 전해환원수 정수기는 그야말로 '건강을 만드는 물'을 생성하는 장치다.

: 물을 바꾸면 체질도 바뀐다

불필요한 노화를 막고 건강한 몸을 만들려면 '몸에 좋은 물', 전해환원수를 마셔야 한다. 몸속에 있는 강물의 흐름을 급류로 만들어야 한다. 그리고 활성산소를 무해한 물로 바꾸어 몸 밖으로 배출시켜야 한다. 강물의 흐름이 빨라지면 뇌나 내장도 모두 깨끗해진다.

항간에서는 체질 개선을 위해 다양한 건강식품이 판매되고 있다. 강황, 고려인삼, 유산균 음료, 아가리스크버섯, 폴리페놀 등 수를 헤아리려면 끝이 없다. 그런 식품들이 정말 건강에 도움이 되는지, 정말 체질을 개선시키는지는 알 수 없다. 개인에 따라 차이가 있어서 즉각적으로 효과를 보는 사람이 있고 장기간 섭취해도 체질이 그다지 변하지 않는 사람도 있다.

이런 건강식품과 전해환원수를 동일선상에서 비교하는 것은 의미가 없다. 그러나 굳이 그 차이를 한마디로 설명한다면 건강식품은 기본적으로 우리의 몸에 '좋은 물질'을 제공하여 체질 개선이나 건강을 얻으려 하는 것이다. 반면 전해환원수는 우리 몸에서 '나쁜 물질'을 배출시켜 건강을 되찾으려 하는 것이다. 한쪽이 건강식품이라는 덧셈이라면 전해환원수는 뺄셈 같은 것이다. 그 결과, 인체가 스스로 건강해지기 위해 활발하게 활동하는 것이 전해환원수의 효용이다.

건강식품 중에는 효과가 좋은 것들도 분명히 있다. 그러나 아무리 건강에 좋다고 해도 매일 건강식품만을 섭취할 수는 없다. 다양한 식품을 골고루 섭취해야 영양의 균형을 취할 수 있다. 따라서 좋은 효과가 있는 건강식품이라고 해도 그것을 지속적으로 섭취해야 하며 함께 섭취하는 건강식품들의 성분에 따라 여러 가지 영향을 받을 수 있다는 사실을 이해해야 한다. 그런 식품들의 각 성분이 복잡한 상호작용을 일으키면서 기능을 발휘하는 것이기 때문에 누구에게나 일정한 효과를 기대할 수 있는 것은 아니다.

이에 비해 물은 우리가 살아가는 데에 반드시 필요하다. 더구나 체내의 약 70퍼센트, 세포의 약 90퍼센트는 물이기 때문에 식품에 들어 있는 성분의 분자 수보다 물분자의 수가 압도적으로 많다. 이 물의 '질'을 완전히 바꾸면 인체를 구성하는 각 세포에 커다란 영향을 끼친다는 점은 쉽게 이해할 수 있을 것이다. 즉, 체질을 바꾸려면 물을 바꿔야 한다.

: 수돗물이 나빠진 이유

일본의 수돗물은 약 70퍼센트가 댐이나 호수, 강물이라는 지표수를 수원水源으로 삼고 있다. 그러나 그 지표수는 환경오염의 영향을 가장 잘 받으며 그 영향이 가장 빨리 나타난다.

빗물은 대기 속에 포함돼 있는 다양한 화학물질에 오염된 상태에서 도시의 표면을 청소하면서 강물로 흘러들어간다. 생활하수나 공장폐수, 분뇨 처리된 물 등, 다양한 물질도 강물로 흘러들어간다.

정수장에서는 주로 강에서 물을 취수한다. 그 물을 정화하면 먼지나 세균은 잡을 수 있어도 미량의 화학물질까지 깨끗하게 제거할 수는 없다. 또 발암물질로 잘 알려져 있는 트리할로메탄은 정수과정에서 투입되는 염소가 원인으로 작용하여 발생한다.

살균을 하기 위해 염소를 첨가하면 식물 등의 유기물이 썩을 때 발생하는 후민질humin質과 반응하여 트리할로메탄이 발생한다. 그렇다고 염소 투입을 중단할 수는 없다. 이 염소 덕분에 질병으로부터 우리의 생활이 보호받기 때문이다.

: 소독을 위해 두 차례 투여되는 염소

정수장에서는 원수原水를 살균하고 소독하기 위해 취수했을 때(전염소 처리)와 모래 거르개를 통과한 후(후염소 처리) 두 차례 염소 처리를 한다. 이때 염소가 수돗물 속에 다양한 유해물질을 발생시키는 원인으로 작용한다.

전염소 처리前鹽素處理에서는 원수 안에 들어 있는 철이나 망간, 암모니아성 질소 등의 비산화물질과 반응을 시킨다. 동시에 잡균을 소독하여 침전지에서의 번식을 막는 역할을 한다. 이 전염소 처리가 불필요하다고 말하는 사람도 있다. 소독을 할 필요가 없다는 뜻이 아니라 염소 이외의 다른 물질로도 충분히 소독할 수 있다는 뜻이다.

후염소 처리後鹽素處理는 정수한 물이 각 가정에 도달할 때까지 수돗물의 품질을 유지하기 위한 소독이라고 생각하면 된다. 이때에 주입되는 염소의 양은 정수장에 따라 차이가 있다. 각 정수장에서 후염소 처리를 할 때에 주입하는 염소의 양을 결정하는 기준은 그 정수장이 급수하고 있는 범위 안에서 가장 먼 곳을 대상으로 삼기 때문이다. 일본의 수도관은 총 길이가 적도 열두 바퀴 이상의 길이라고 한다. 수도의 보급률은 96.6퍼센트다. 수돗물의 공급처가 멀어질수록 염소를 주입하는 양은 증가할 수밖에 없다. 최근에는 O-157의 영향도 있어서 염소의 양을 더 늘렸다. 이 염소 주입 때문에 수돗물은 산화된, 건강에 좋지 않은 물이 된다.

: 수돗물의 트리할로메탄은 위험한 것인가

수돗물에 발암물질인 트리할로메탄이 함유돼 있다는 것은 모두가 아는 사실이다. 트리할로메탄은 원수에 염소를 주입하고 처리하는 과정에서 낙엽에 함유돼 있는 유기물의 일종인 후민질과 염소가 반응을 일으켜 생성된다.

트리할로메탄이 최초로 검출된 것은 1972년의 일이었다. 네덜란드 로테르담의 수도국 직원이 라인 강을 염소 처리하는 과정에서 트리할로메탄이 생성된다는 사실을 알아냈다. 그리고 2년 후에는 미국의 환경청이 뉴올리언스 시의 식수에서 트리할로메탄의 일종인 클로로포름이 검출됐다고 발표하면서 큰 소동이 벌어졌다.

: 트리할로메탄보다 무서운 활성산소

그러나 트리할로메탄은 하룻밤 놓아두거나 30분 정도 끓이면 날아가 버린다. 발암성이 있고 유해한 성분이라는 점은 분명하지만 현재의 수돗물에 포함돼 있는 트리할로메탄의 양을 기준으로 계산하면 암 발병률은 평생 마신다고 해도 10만 분의 0.4 이하다. 즉, 인간의 수명을 70년으로 보고 계속 수돗물을 마시는 경우에 그렇다는 이야기다. 교통사고나 흡연 때문에 발생하는 사망률이 이보다 수백, 수천 배 더 높다.

물론 염소 소독으로 트리할로메탄이라는 발암성 물질이 생성된다는 점은 분명히 개선해야 할 문제다. 그러나 문제의 배후에 감춰진 또 하나의 건강 문제, 즉 염소 소독 때문에 수돗물이 산화된다는 사실을 더욱 중요하게 생각해야 한다.

트리할로메탄은 발암성 물질이라고 불리기 때문에 두려움의 이미지가 있지만, 그보다 현재 문제가 없는 수돗물 속의 활성산소에 더욱 주목해야 한다. 수돗물에 포함된 염소 같이 활성산소가 우리도 모르는 사이에 인체의 세포나 내장에 상처를 입히고 장기적으로 건강에 악영향을 끼칠 가능성이 높기 때문이다. 따라서 수돗물을 살균하는 데에 사용되는 산화제 문제를 한시라도 빨리 해결해야 한다.

장내 미생물은 인간과 공생하는 또 하나의 장기

체질이 바뀌면 어떻게 될까. 가장 큰 영향은 체내 미생물의 생태계가 바뀐다. 이것이 건강에는 가장 중요한 포인트다.

앞서 코카서스 지방에 있는 세계적으로 유명한 장수마을에서는 예로부터 케피어라고 불리는 발효유를 마셔왔다고 소개했다. 그것이 장수의 원인이라는 사실도 소개했다. 코카서스 주민들은 2000년에 걸쳐 마셔온 케피어 덕분에 장내 미생물과 매우 우호적인 관계를 유지하면서 공생하는 것으로 보인다.

인체는 약 60조 개의 체세포로 이루어져 있다. 그리고 우리의 장 안에도 셀 수 없을 만큼 수많은 미생물이 살고 있다. 이 미생물들은 우리의 장기와 같은 활동을 하고 있다. 즉, 인간은 체내에 '또 하나의 장기'라고 말할 수 있는 미생물들과 공생하고 있는 것이다.

장내 미생물들이 건강해지면 숙주인 인간 역시 건강해진다. 그러나 장내 미생물들의 컨디션이 무너지면 숙주인 인간 역시 컨디션이 무너진다. 장내 미생물들은 그 정도로 인간의 건강과 커다란 연관성이 있다. 숙주인 인간이 죽으면 장내 미생물들도 죽어버리기 때문에 양쪽은 운명 공동체인 셈이다.

: 장내 미생물의 훌륭한 활동

이 미생물들은 인간으로부터 영양분을 공급받기만 하는 것은 아니다. 미생물 자신도 유해한 물질을 분해하고 정화하여 우리의 건강을 유지하기 위해 필요한 비타민이나 호르몬을 만들어내면서 세대교체를 이룬다.

그 밖에도 단백질 합성, 콜레스테롤의 대사, 혈당치나 혈압 컨트롤, 충치 예방에도 도움을 준다. 이런 미생물들에 의해 만들어지는 장내 미생물의 생태계를 '장내 플로라'라고 부른다. 이 장내 플로라 자체가 거대한 장기 같은 활동을 한다. 장내 플로라가 또 하나의 장기라고 불리는 이유는 그 때문이다.

장내 미생물들이 이렇게 멋진 활동을 해주는데도 우리가 그들의 활동을 지원해주는 것은 기껏해야 유산균이 들어 있는 음료를 마시는 것 정도다. 아니, 오히려 그들에게 매일 상처를 주는 행동을 했다. 염소가 들어 있는 수돗물, 즉 활성산소가 듬뿍 들어 있는 물을 마시는 행동이다.

: 장내 플로라가 무너지면 질병에 걸린다

장내 플로라가 무너지면 유해한 물질이 날뛰기 시작한다. 예를 들면, 발암성 물질로 알려져 있는 니트로소아민$_{nitrosoamine}$이나 히스타민, 알레르기 때문에 우리에게 고통을 주는 인돌 등이다.

이 물질들이 날뛰면 활성산소를 발생시켜 다양한 질병을 일으킨다. 니트로소아민은 발암성물질인데, 이런 물질들이 활성산소를 지나치게 발생시키기 때문에 주변 세포나 유전자가 상처를 입어 암이 발생한다.

장내 플로라를 원래의 상태로 되돌리려면 어떻게 해야 할까. 우선 비피더스균이나 유산균을 충분히 섭취해 생태계의 혼란 상황을 되돌리는 방법을 생각할 수 있다. 그러나 즉각적 개선을 기대하기 어렵다. 비피더스균들의 태세가 우세로 전환돼 니트로소아민 등의 유해물질이 자연스럽게 사라질 때까지 참고 기다려야 하기 때문이다.

그보다 좋은 방법은 전해환원수를 마시는 것이다. 전해환원수를 마셔서 니트로소아민 등이 방출하는 활성산소를 제거, 그 활동을 억제해야 한다. 나아가 전해환원수 속의 활성수소 덕분에 상처받은 주변 세포나 내장도 원래의 상태로 되돌아온다. 그 결과, 장내 플로라는 비교적 빠른 시간 안에 원래의 상태로 되돌아올 수 있다.

대변이나 방귀의 악취가 사라진다?

대변이나 방귀는 악취가 난다. 하지만 장내 플로라가 정상적 상태라면 대변이나 방귀의 악취가 심하지 않을 수 있다. 그렇다면 왜 악취가 나는 것일까. 우선 그 원인부터 찾아보자.

악취가 발생하는 이유는 장내 플로라가 혼란을 일으켰기 때문이다. 이것을 '장내 이상발효'라고 한다.

내변에서 악취가 발생하게 되는 원인물질은 황화수소, 스카톨skatol, 암모니아, 메르캅탄mercaptan, 니트로소아민, 인돌indole, 히스타민histamine, 페놀 등이다. 황화수소는 달걀이 썩는 듯한 냄새가 난다. 메르캅탄은 스컹크가 적을 향해 방출하는 냄새의 주성분으로 알려져 있다.

이것들은 단백질이 썩을 때에 발생하는 물질과 같다. 악취만 방출하는 것이라면 큰 문제가 아니겠지만 니트로소아민이나 인돌은 매우 무서운 발암성 물질로 알려져 있다.

다른 물질들 역시 결코 만만히 볼 상대가 아니다. 황화수소나 암모니아는 간염, 간 경변, C형 간염의 증상을 악화시키는 원인으로, 히스타민은 아토피성 피부염이나 화분증, 천식의 원인으로 알려진 것들이다. 스카톨이나 페놀도 마찬가지다. 이런 물질들은 악취의 원인이자 질병을 일으키는 유발인자들이다.

: 대변의 악취는 인체의 적신호

만약 대변에서 악취가 풍긴다면 컨디션에 특별한 이상이 없더라도 장내 플로라가 적신호를 발신했다고 생각해야 한다. 하지만 전해환원수를 마시면 악취가 줄어든다. 일주일 정도 마셔보자. 틀림없이 악취가 사라질 것이다. 액취나 나이와 함께 발생한다고 하는 가령취도 예외는 아니다.

이것은 모두 전해환원수에 의해 장내 플로라가 회복된 결과다. 원래 악취가 발생하는 대변이나 방귀, 액취, 가령취는 모두 수돗물에 포함된 활성산소나 잔류 농약, 식품에 포함된 첨가물 등 자연에는 존재하지 않는 것들이 몸속으로 들어와 발생하는 '부자연스러운 현상'이다.

: 전해환원수는 숙취에도 효과가 있다

과음을 한 다음날 숙취 때문에 고생하는 사람이 많을 것이다. 예전에는 그렇지 않았는데 나이를 먹으면서 조금만 과음을 하면 다음날까지 취기가 사라지지 않는다. 그러나 이런 현상들이 과연 나이 때문에 발생하는 것일까.

숙취가 발생하는 원인은 아세트알데히드 acetaldehyde 이다. 알코올은 몸속으로 들어오면 알코올탈수효소나 카탈라아제 등의 효소 활동에 의해 아세트알데히드로 바뀌는데, 이 아세트알데히드가 물과 초산으로 분해되어 몸 밖으로 즉시 배출되면 숙취는 생기지 않는다.

아세트알데히드가 물과 초산으로 분해되려면 아세트알데히드탈수소효소가 활동해야 하지만 전반적으로 동양인은 효소가 적은 체질이라서 문제가 된다. 즉, 효소가 적기 때문에 아세트알데히드가 몸속에 잔류해 있는 시간이 길고 숙취의 고통도 길어진다. 머리가 아픈 것도, 얼굴이 붉어지거나 가슴이 답답한 것도 모두 이 아세트알데히드와 이것이 방출하는 활성산소 때문이다.

전해환원수를 마시면 숙취를 느끼지 않는다는 점에서 볼 때, 전해환원수는 이 아세트알데히드를 제거함과 동시에 방출된 활성산소를 물로 바꾸는 효과가 있다고 볼 수 있다. 숙취의 고통에서 조금이라도 빨리 벗어나고 싶을 때에는 전해환원수를 마시는 것이 가장 좋다. 그리고 그 이상으로 활성산소의 공격으로부터 간장을 보호하기 위해서도 빼놓을 수 없는 물이 전해환원수다.

: 전해환원수를 충분히 마실 수 있는 이유

전해환원수를 지속적으로 마시는 사람으로부터 흔히 "전해환원수는 아무리 많이 마셔도 배가 부르지 않다"는 말을 들을 수 있다. 그 원인이 정확하게 규명되지는 않았다. 하지만 전해환원수는 세포에 흡수되기 쉬운 특징이 있다. 전기분해되는 과정에서 물의 클러스터$_{cluster}$가 작아지기 때문이다.

그래서 평범한 물과 달리 한번에 많은 양을 마셔도 소화기관의 세포에 깨끗하게 흡수되는 것이다. 더구나 맛도 좋다. 미네랄워터도 클러스터가 작을수록 맛이 좋다. 그러니까 반드시 마셔보자. 그것만으로 전해환원수가 수돗물과 전혀 다른, 그야말로 '건강을 만드는 물'이라는 사실을 실감할 수 있을 것이다.

∷ 커피, 홍차의 풍미를 이끌어낸다

전해환원수를 처음 마시는 사람은 모두 그 맛에 놀란다. 맛이 좋은 이유는 물의 전기분해로 물분자 집단인 클러스터가 작아지기 때문이라고 한다. 그런데 과학적으로는 클러스터의 크기를 명확하게 측정하기 어려워서 진위는 아직 해명되지 않았다. 그러나 위스키를 숙성시켰을 경우의 감칠맛이나 온더락의 감칠맛은 알코올의 클러스터와 물의 클러스터가 섞이지 않기 때문이라는 사실이 밝혀졌다.

만약 물맛이 좋아진다면 그 물을 이용한 커피나 홍차, 허브티 등은 어떨까. 전해환원수로 커피나 홍차를 타면 수돗물을 이용했을 때보다 훨씬 더 맛이 좋다. 전해환원수가 홍차 잎이나 커피 원두의 풍미를 이끌어내기 때문이다. 아마 전해환원수의 침투성이 높기 때문에 이런 결과가 나오는 것이라 생각한다.

어쨌든 전해환원수에 '소재의 맛을 추출해내는 능력'이 있다는 것은 전해환원수를 마시고 있는 사람들 모두가 말하는 특징이다.

생수를 싫어하는 사람은 좋아하는 음료에 섞어서 마시는 방법을 연구해보는 것도 좋다. 5분 정도 끓이는 것으로는 전해환원수의 활성수소 함유량에 큰 변화가 발생하지 않는다. 물론 야채나 과일 등도 갓 채취했을 때가 가장 맛이 좋은 것처럼 전해환원수도 갓 생성된 것을 그대로 마시는 것이 가장 바람직하고 활성산소 제거에도 효과가 좋다.

흔히 수돗물 속의 트리할로메탄을 제거하려면 30분 정도 끓이면 된다는 말을 듣고 물을 끓여서 식혀 마시는 사람이 있다. 하지만 전해환원수 정수기에는 트리할로메탄 등의 유해물질을 제거하는 필터가 갖추어져 있기 때문에 가능하면 생수인 상태로 마시는 쪽이 효과적이다.

: 요리의 맛도 증가

유명 음식점의 주방장이 전해환원수 정수기를 주방에 설치해두고 요리에 사용하는 물부터 재료를 씻는 물까지 모두 전해환원수로 바꾸자 요리의 맛이 훨씬 좋아졌다고 한다. 이것도 전해환원수가 재료의 맛을 이끌어내기 때문이다.

식재료는 갓 수확했을 때가 가장 신선도가 높다. 시간이 지날수록 상한다. 산화되는 것이다. 생선이라면 갓 잡았을 때가, 야채라면 흙에서 채취했을 때가 가장 신선도가 높다.

전해환원수는 시간이 지날수록 신선도가 떨어지는 이런 산화현상을 활성수소를 이용해 환원시킨다. 신선함을 되찾아주는 효과뿐만 아니라 요리의 맛이 좋게 느껴진다면 환영할 일이 아닌가. 요리의 맛이 좋게 느껴진다는 것은 우리의 몸이 건강해진다는 증거이니 말이다.

∷ 비타민C는 역효과?

이제 전해환원수가 산화물로부터 산소를 제거한다는 사실은 충분히 이해했을 것이다. 하지만 인체의 활성산소를 제거하는 작용을 하는 것은 전해환원수만은 아니다. 비타민C나 폴리페놀, 카테킨catechin 등도 활성수소를 방출해 활성산소를 제거하는 항산화물질이다. 그러나 이런 항산화물질은 활성수소를 방출한 뒤에 자신이 산화제로서 기능을 한다는 뜻밖의 함정이 있기 때문에 주의해야 한다.

비타민C를 예로 들어보자. 비타민C는 아스코르브산ascorbic acid이라고도 불린다. 아스코르브산은 몸속에 흡수돼 열심히 활성산소를 제거해주는 효과가 있다.

하지만 활성산소도 만만치 않다. 아스코르브산의 공격을 받음과 동시에 반격을 가하여 오히려 아스코르브산을 산화시켜 버린다. 이때 데히드로아스코르브산dehydro-L-ascorbic acid이 발생한다. 즉, 산화반응과 환원반응이 동시에 일어나는 것이다. 그런데 데히드로아스코르브산이 산화, 분해돼 형성되는 물질이 유전자에 손상을 입혀 돌연변이를 유발한다는 사실이 밝혀졌다. 이렇게 해서는 활성산소를 제거할 수 있다고 해도 아무런 의미가 없다. 오히려 활성산소보다 더 나쁜 결과를 초래할 수도 있기 때문이다.

● 음식물에 포함된 항산화물질

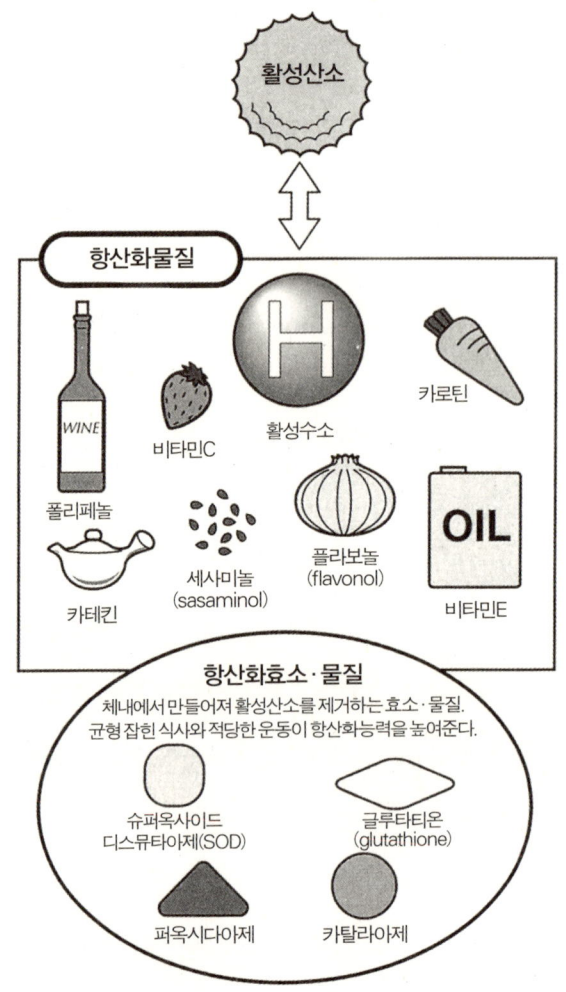

음식물에도 항산화작용을 가진 것은 많다.
그러나 항산화작용을 기대하려면 효소의 힘을 빌려야 한다.

어떤 항산화물질을 이용하더라도 이런 반대작용은 반드시 발생한다. 때문에 기존의 항산화물질을 섭취하는 경우에는 균형이 중요하다. 무조건 많이 섭취한다고 해서 좋은 것은 아니다.

그러나 활성수소만은 유일하게 예외다. 활성산소와 활성수소가 반응을 일으키더라도 발생하는 부산물은 '단순한 물'이기 때문이다. 유해한 부산물처럼 세포에 상처를 주는 경우도 없고 유전자에 영향을 끼치는 경우도 없다. 반응을 끝낸 이후에는 '단순하고 안전한 물'로서 즉시 몸 밖으로 배출될 뿐이다.

: 하루 2리터가 건강의 기준

전해환원수는 하루에 어느 정도의 양을 마셔야 할까. "이만큼 마시면 좋다"는 확실한 기준은 없다. 많이 마시면 그만큼 소변으로 배출된다. 몸 안의 물이 그만큼 빨리 바뀌는 것이다.

질병에 대한 걱정이 있는 사람은 하루에 3~4리터를 마셔도 된다. 그러나 무리해서 마실 필요는 없다. 마실 수 있는 양만큼 마시면 된다. 대신 섭취하는 음식은 모두 전해환원수를 이용해야 한다. 차나 요리, 식재료를 씻는 물도 그렇다. 단, 신장에 질환이 있는 사람이나 수분 제한이 필요한 사람들은 반드시 의사와 상담 후 마시는 양을 조절해야 한다.

한 가지 기준을 삼는다면 하루에 2리터가 적당하다. 건강한 성인이 하루에 섭취하는 물의 양은 2.5리터다. 배출되는 양도 2.5리터다. 그 모든 양이 물로만 섭취되고 소변으로만 배출되는 것은 아니다. 음식물을 통해서도 수분을 섭취할 수 있고 대변이나 땀, 호흡을 통해서 배출되기도 한다.

물 섭취량을 살펴보자. 우선 음료수의 비율이 1.3리터, 음식물을 통한 비율이 1.0리터, 음식물의 산화로 생성되는 양이 0.2리터다. 그러니까 2리터를 기준으로 삼으면 된다. 이 데이터를 통해 알 수 있듯 우리는 음식물을 통해서도 많은 양의 수분을 섭취하고 있다. 체내의 물을 완전히 바꾸려면 식재료를 씻는 물, 조리에 사용하는 물도 전해환원수를 사용하는 것이 바람직하다.

: **20일이면 체질이 바뀐다**

체중이 60킬로그램인 사람의 경우를 예로 들어보자. 그럴 경우 체내의 물은 약 40리터다. 매일 2리터의 물을 마신다고 하면 체내의 물이 완전히 바뀌는 데는 짧아도 20일이 걸린다. 실제로는 물을 완전히 바꾸려면 더 많은 시간과 음용횟수가 필요하다.

신장기능이 좋은 사람은 전해환원수를 많이 마셔도 건강에 아무런 해가 없다. 의사에 따라서는 전해환원수를 지나치게 마시면 위산이 옅어지기 때문에 좋지 않다고 말하는 경우도 있다. 위산은 산성이고 전해환원수는 알칼리성이기 때문이라는 근거를 들어서 말한다. 그러나 그런 걱정은 무의미하다. 전해환원수를 많이 마시는 것 정도로 위산의 농도가 변하지는 않는다. 더구나 전해환원수는 즉시 흡수되기 때문에 위장 활동이 오히려 활발해진다. 전해환원수를 마셔서 오히려 배가 자주 고프다는 말을 듣게 되는 경우가 훨씬 더 많다.

: 단 1퍼센트의 물을 바꾸는 것뿐

우리는 일상생활에서 많은 양의 물을 소비한다. 1999년에 일본에서 사용된 물의 양을 살펴보자. 취수량을 기준으로 약 877억 입방미터다. 그중 생활용수가 약 164억 입방미터, 공업용수가 약 135억 입방미터, 농업용수가 약 579억 입방미터다. 국민 1인당 하루에 약 322입방미터의 물을 사용한 셈이다. 한 전문가는 우리가 음료수로 사용하는 물은 그중에서 불과 1퍼센트에 지나지 않는다고 한다. 즉, 하루에 약 3.2리터다. 이 정도의 물만 건강에 좋은 물로 바꾸면 된다.

다시 말해 일본에서는 수돗물을 음료수로 사용하기도 하고 빨래나 세차를 하기도 하고 나무에 뿌려주기도 하는 상황인 것이다. 최근에는 맛

있는 수돗물을 만들기 위해 다양한 처리방법을 시도하고 있다. 불과 1퍼센트의 음료수를 위해 엄청난 예산을 낭비하는 것이 바람직한 일일까. 한 가지 말할 수 있는 것은 단 1퍼센트의 물을 건강에 좋은 물로 바꾸는 것 정도라면 개인으로도 가능하다는 점이다. 만약 그렇게 해서 건강해질 수 있다면, 생활습관 질병을 비롯하여 암까지도 극복할 수 있다면, 그런 질병에 지불해야 하는 의료비보다 훨씬 적은 비용으로 건강을 유지할 수 있다.

: 물과 안전은 정말로 공짜인가?

예로부터 '물과 안전은 공짜다'라는 말이 있다. 그러나 이 말도 이제는 사용하지 않게 되었다. 비는 공기의 오염을 씻어내면서 하늘에서 떨어져 내린다. 강에는 농지나 골프장의 잔류 농약이 흘러든다. 지하수도 대지에 뿌려진 농약이 서서히 침투한 것이다.

대지에 침투한 유해물질은 20년이라는 세월에 걸쳐 지하수에 도달한다. 지금 퍼 올린 유해물질은 사실 약 20년 전에 버려진 것이다. 물은 돌고 돈다. 이것이 인과응보가 아니고 무엇이겠는가.

그러나 지금 가장 신경을 써야 하는 것은 수돗물에 포함되어 있는 활성산소다. 활성산소는 우리도 모르는 사이에 서서히 인체를 갉아먹는다.

게다가 활성산소가 일으키는 증상은 인간의 능력으로는 어쩔 수 없는 결과로 받아들여지고 있다. 그런 결과를 막으려면 몸속의 물을 모두 바꾸는 수밖에 없다. 하지만 그렇게 간단한 방법으로 건강을 얻을 수 있다면 이렇게 간단한 방법도 없다.

예로부터 전해지고 있는 말을 하나 더 소개해보자.

'공짜보다 무서운 것은 없다.'

안전한 물은 대체 얼마일까

안전한 물을 확보하려면 어떻게 해야 좋을까. 가장 빠른 방법이 미네랄워터를 구입하는 것이다. 그러나 계산을 해보자. 1리터가 1000원이라고 가정해보자. 한 사람이 하루에 2리터의 물을 마신다고 하면 4인 가족이라 할 때 8000원이다. 한 달이면 2만 4000원. 1년이면 28만 8000원이다. 엄청난 지출이다.

하지만 가정에 전해환원수 정수기 한 대를 들여놓으면 훨씬 적은 비용으로 '안전한 물'을 마실 수 있다. 그 물이야말로 가족의 '건강을 만드는 물'이다.

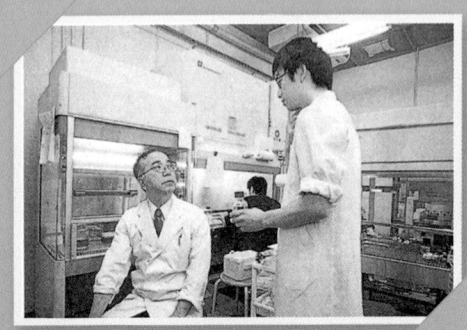

물 연구에 여념이 없는 시라하타 교수.

HEALING

3장
힐링 워터의 숨겨진 능력

HEALING WATER

: 전해환원수는 기능수의 일종

최근 물이 가지고 있는 기능에 눈길이 모아지고 있다. 수돗물은 음용수의 조건인 '풍부·안전·낮은 가격'이라는 세 가지 조건을 갖추고 있다. 하지만 환경오염 때문에 품질이 해마다 떨어지고 있다. 이런 점 때문에 기존의 조건에 '맛있는 물, 건강에 좋은 물'이어야 한다는 조건이 더해졌다. 전해환원수는 기능수의 일종으로 분류된다. 기능수는 단순한 물이 아니라 그 물을 마시는 것으로 어떤 효능과 효과를 기대할 수 있는 물이다. 최근 스포츠 음료에 기능수라는 말이 사용되고 있는데 전해환원수도 그런 기능수의 일종이다.

기능수는 '인위적인 처리를 통하여 재현성이 있는 유용한 기능을 획득

한 수용액 중에서 처리와 기능에 관해 과학적 근거가 증명된 것 및 증명이 진행되고 있는 것'(일본기능수학회)이다.

기능수는 비교적 과학적 근거가 분명한 물로 전기분해수(전해수), 초음파처리수, 오존처리수, 미네랄첨가수, 탈기수脫氣水, 막처리수膜處理水, 탈염소수, 초순수, 해양심층수 등이 있다. 그 밖에도 자기수磁氣水, 전자수, 파동수, 고주파환원수, 사이워터(비이온화수), 원적외선처리수, 세라믹처리수, 파이워터(생체활성수), 맥반석처리수, 발효추출물첨가수, 키세논가스처리수 등 다양한 물이 판매되고 있다. 그중에서 전해수가 과학적으로 가장 인정을 받고 있다. 하지만 아직 이론적 근거나 재현성 등에 문제가 많다.

전해수에는 음극 쪽에 생성되는 '알칼리이온수'와 '전해환원수', 그리고 양극에 생성되는 '산성전해수'가 있다. 산성전해수는 차아염소산을 함유하고 있기 때문에 살균력이 있다. 그래서 의료기구의 살균이나 식품첨가물을 이용한 토막 야채의 살균 등에 사용된다.

: **전해환원수와 알칼리이온수는 다른 것**

전해환원수는 일반적으로 알칼리이온수라고도 불리지만 우리는 알칼리이온수와 전해환원수가 다른 것이라고 생각한다. 특히 '환원력을 가

● 물의 전해반응

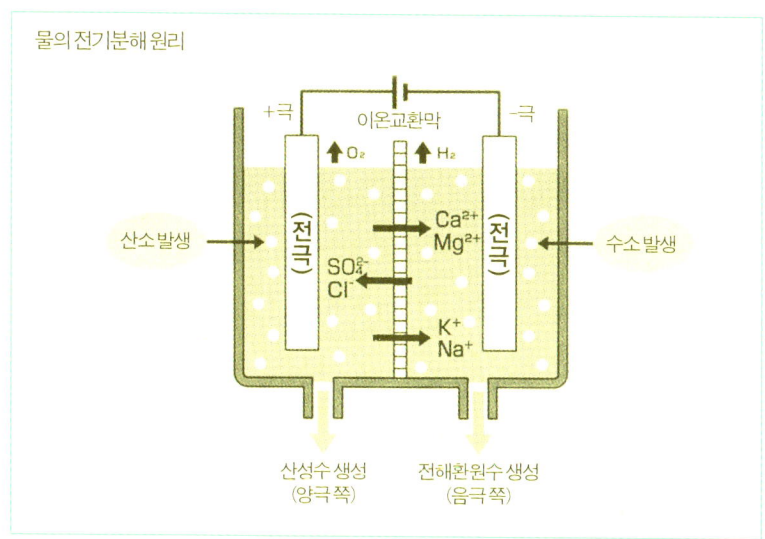

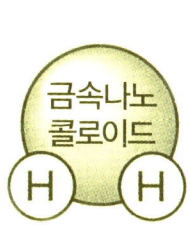

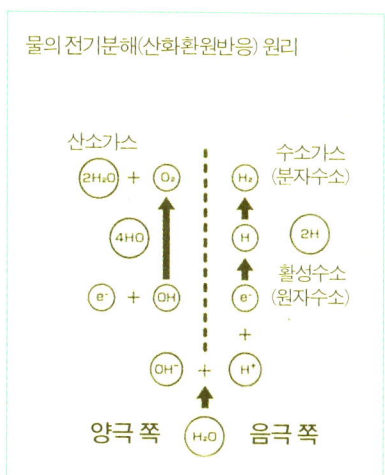

물(H_2O)은 끊임없이 수소이온(H^+)과 수산이온(OH^-)으로 분해된다. 물을 전기분해하면 수소이온(H^+)은 음극에서 전자(e^-)를 받아 활성수소(H)가 된다. 동시에 금속이온이 전자(e^-)를 받아 금속나노콜로이드가 생성된다. 이 금속나노콜로이드가 활성수소를 흡착, 흡장하면서 안정된 상태로 물에 저장된다.

지고 있는 활성수소를 풍부하게 함유하고 있는 물로, 그 결과 다양한 활성산소를 제거하는 능력을 가진 물'이라는 의미에서 알칼리이온수와는 구별해서 사용하고 있다. 알칼리이온수는 단순히 '이온을 함유한 알칼리성의 물'이다.

그러나 환원수는 알칼리성이라는 사실이 크게 중요하지 않다. 실제로 우리는 알칼리성전해환원수를 중화한 뒤에 다양한 실험을 실시하고 있지만 중화를 해도 환원력은 떨어지지 않는다. 중요한 점은 '인체 내부의 과잉활성산소를 제거하는 환원력을 가지고 있는가'이다. 충분한 환원력을 가진 전해환원수를 생성하는 것은 간단한 일이 아니다. 단순히 알칼리성이라는 것, 또는 칼슘이온농도가 높다는 것일 뿐, 환원력이 전혀 없는 알칼리이온수도 있다.

따라서 기존의 알칼리이온수의 개념에서 벗어나 '어떻게 해야 환원력을 높일 수 있는가' 하는 새로운 발상으로 전해환원수 정수기를 개발해야 할 필요가 있다. 한편 전해환원수를 생성하려면 전극이 오염되지 않도록 양호한 상태를 유지해야 한다. 그런 의미에서 뒤에서 설명할 '더블 오토체인지 크로스라인 방식'이 전해환원수를 생성하는 데에 가장 적합한 방식이다.

: 후생노동성이 인정하는 전해환원수의 효능·효과

전해환원수는 넓은 의미에서 알칼리이온수에 속하는 물로 특히 환원력이 강하다. '전기분해'를 하는 구조는 알칼리이온수와 마찬가지이기 때문에 후생노동성이 인정한 알칼리이온수의 효용은 그대로 전해환원수에도 적용된다.

후생노동성에서 알칼리이온수를 처음으로 인가한 것은 1966년 1월의 일이다. 그때의 알칼리이온수(음용알칼리성전해수)의 정의는 다음과 같다.

'알칼리이온 정수기(가정용 의료용구)를 이용하여 유산칼슘 등의 칼슘화합물(식품첨가물) 등을 첨가한 수돗물(음용에 적합한 물)을 직류 전해해 음극 쪽에서 얻을 수 있는 pH9~10인 음용약알칼리성전해수.'

그 효능은 '음용해 만성설사, 소화불량, 위장 내 이상발효, 제산, 위산과다에 유효하다'는 것이다. 동시에 산성이온수에 대해서도 아스트린젠트(astringent)로서의 미용효과를 인정했다.

그 후, 알칼리이온수가 승인받은 것 외에도 당뇨병에 효과가 있다는 이유에서 1992년에 한 차례 붐이 일었다. 그러자 국민생활센터가 이에 대해 의문을 제기했다. 이를 계기로 1993년 알칼리이온정수기협의회는 교토대학 의학부 이토카와 요시노리(絲川嘉郎) 교수(현, 일본기능수학회 회장)를 중심으로 조직된 알칼리이온수검토위원회에 효능·효과의 재검토를 의뢰, 음용수로서는 처음으로 플라시보효과(심리적 효과)를 배제하는 엄밀한 이중맹검double blind 시험을 실시했다. 그 결과, 1999년에 만성설사, 소화불량, 위장 내 이상발효, 제산, 위산과다 및 변비 등의 복부질환에 유효하다는 결론을 내렸다.

1999년에 개최된 제25회 의학회 총회에서 '알칼리이온수의 기초와 효과적 이용'이라는 심포지엄이 개최된 데 이어, 2003년 4월에 후쿠오카 시에서 개최된 제26회 의학회 총회에서도 '전해기능수의 진보와 21세기 의료에서의 역할'이라는 심포지엄이 개최됐다. 이처럼 알칼리이온수(전해환원수)의 의료효과가 주목받고 복부질환에 대한 효능이 명확하게 밝혀졌지만 왜 그런 효과가 나타나는 것인지에 대한 메커니즘은 아직 충분히 밝혀지지 않았다.

: 알칼리이온수라는 이름에 대한 오해

전해환원수의 효과가 좋다면 왜 더 널리 보급하지 않는 것인지 의문을 느끼는 사람도 있을 것이다. 가장 큰 원인은 "기껏해야 물인데 그것으로 질병이 치유될 리 없다"는 선입관 때문이다.

전해수는 50년 이상 그 전부터 일본에서 발명된 것이다. 처음 등장했을 당시, 전해환원수는 알칼리이온수라고 불렸다. 물을 전기분해해 pH가 알칼리성을 띤다는 이유에서 붙여진 이름이다. 그리고 이 알칼리성을 나타내는 물이 다양한 질병의 치료나 건강면에서 효과가 높다는 점 때문에 아무런 근거도 없이 '알칼리성이 몸에 좋다'는 이유가 붙여져 발매됐다.

인체는 약알칼리성이다. 인체가 산성으로 기울어지면 건강에 이상이 발생한다. 육류는 인체를 산성으로 만들기 때문에 '육류를 섭취한 뒤에는 야채를 충분히 섭취해서 몸을 알칼리성으로 돌려놓아야 한다'는 학설이 제기되기도 했다.

하지만 인체에는 자신의 상태를 일정하게 유지하려는 항상성유지기능이 있기 때문에 아무리 육류를 많이 먹는다고 해도 어지간해서는 산성으로 기울어지지 않는다. 오랜 시간 질병과 싸우고 있는 사람들, 최첨단 의료혜택을 받고 있는 사람들, 또는 의료 현장에서 일하는 사람들이 알칼리성 물을 마시는 것 정도로 질병의 고통에서 해방될 수 있을 리 없다고 반발하는 것은 어찌 보면 당연하다.

하지만 전해환원수라는 이름이 사용되고 활성수소를 다량으로 함유하면서 체내의 과잉활성산소를 제거하는 물이라는 설명을 듣는다면 어떤 기능과 역할을 하는 물인지 충분히 이해할 수 있을 것이다. 활성산소가 다양한 질병의 원인이라는 사실은 이미 오래전부터 상식이 돼 있으니 말이다.

: 전해환원수에 포함돼 있는 활성수소가 활성산소를 제거한다

우리는 규슈대학에서 비타민C, 폴리페놀, 카테킨 등의 식품 내 항산화물질을 이용해 암을 얼마나 억제할 수 있는지 오랜 기간 연구했다. 최근에는 조지아의 코카서스 지방 장수마을에서 2000년 이상 전부터 음용되고 있는 발효유 케피어에 관한 연구를 통해서 다양한 사실을 발견했다. 케피어의 성분이 면역력을 높여주고 바이러스 감염이나 암을 억제할 뿐 아니라 활성산소를 제거하는 능력이 강하며 자외선에 의한 유전자 손상을 원래의 상태로 되돌려놓는 수복기능을 촉진하는 활성을 갖추고 있다는 사실이다.

1996년 4월, 전해환원수가 암이나 당뇨병 등 다양한 질병에 효과를 가지고 있을 가능성에 주목한 우리는 전해환원수가 활성산소를 제거한다는 가설을 세우고 ㈜니혼트림과 공동연구를 시작했다.

지금까지의 연구를 조사한 결과, 전해환원수의 활성산소소거능은 많은 연구원들이 집중적으로 연구했음에도 명확하게 증명되지 않았다는 사실을 알게 됐다. 그래서 생체에는 효과가 있지만 전해환원수의 활성산소 제거활성이 약하기 때문에 통상적인 시험관 안에서의 활성산소 소거 시험에서는 그 효과를 확인하기 어려운 것일지도 모른다고 생각했다.

우리는 니혼트림에 전해조(電解槽)를 두 개 또는 세 개, 직렬로 연결하고 한 번 전해한 물을 두 번, 세 번, 또는 순환시켜 장시간 분해할 수 있는 장

● 활성수소환원수 가설

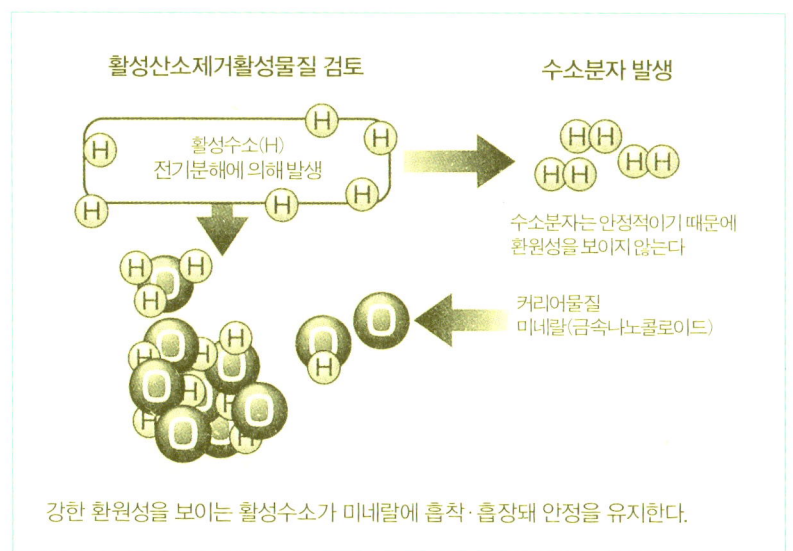

강한 환원성을 보이는 활성수소가 미네랄에 흡착·흡장돼 안정을 유지한다.

〈투과형전자현미경을 통해 관찰된 전해환원수 안의 금속나노콜로이드〉

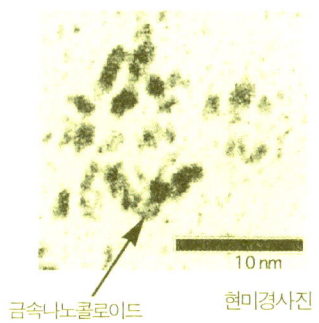

〈환원수 안의 활성수소의 신규측정법 개발〉

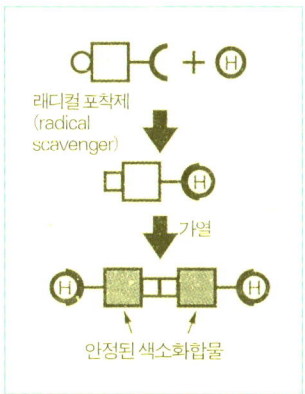

활성수소를 특이한 형태로 포착한 래디컬 포착제를 안정된 색소화합물로 변화시키면서 정량화하는 데 성공했다.

치를 개발해달라고 부탁했다.

또 수돗물에는 다양한 유기물질이나 미네랄이 들어 있어서 설사 효과를 확인할 수 있다고 해도 어떤 물질이 어떤 작용을 하는지 상세하게 밝히기 어렵다. 그렇기 때문에 실험에 사용하는 물은 초순수라는 매우 순수한 물에 식염 또는 가성소다를 포함시킨 단순한 조성의 물을 준비했다. 이것은 실제로 음용할 수 있는 전해환원수와는 다르지만 단순한 모델계를 이용하여 현상을 해명하고 그 다음에 복잡한 현상을 밝히는 수법은 일반적인 방법이다.

연구를 시작한 지 몇 개월 뒤, 강하게 전해된 전해환원수가 시험관 안에서 발생한 활성산소를 제거한다는 증거를 얻을 수 있었다. 수소가스를 불어넣은 물에서는 활성산소소거능은 인정할 수 없었다. 때문에 환원력을 가지고 있는 활성수소가 환원수 안에 안정적으로 존재해야 활성산소소거능을 보인다는 활성수소환원수 가설을 1997년 《BBRC》에 발표했다. 그리고 스웨덴의 칼로린스카연구소의 교수에게 원고를 보냈다. 활성수소에 관한 가설이 예상외로 즉각 수리됐다. 활성수소는 불안정하고 진공에서의 수명이 3분의 1초 정도라고 알려져 있었기 때문에 활성수소환원수 가설은 어떤 의미에서 보면 대담한 가설이었다.

그러나 과학은 대담한 가설을 제기하는 것에 의해 비약적 진보를 이룬다. 가설은 제기한 시점에서는 사실인지 아닌지 실증된 것이 아니다. 따라서 잘못된 가설인 경우에는 즉시 수정을 해야 한다. 아무리 매력적인 가설이라고 해도 잘못된 가설일 때에는 버려야 한다. 잘못된 가설을 제기하면 사회적 신용을 잃을 위험성도 있다. 하지만 활성수소환원수 가설은 처음 제기한 지 6년이 지난 현재도 수정할 필요가 없고, 오히려 많은 증거에 의해 지지를 받고 있다.

: 활성수소정량법의 개발

전해환원수 안에 활성수소가 안정적으로 존재한다는 가설을 증명하려면 활성수소가 물속에 어느 정도나 존재하는지 평가할 수 있는 정량법이 필요하다. 그러나 기존의 비교적 감도가 높은 활성수소검출법은 산화텅스텐이 활성수소와 반응하여 색깔이 황색에서 청색으로 바뀌는 것을 보고 정성적으로 조사하는 방법이 있는 정도였다. 산화텅스텐은 수소가스(수소분자)와는 반응을 하지 않기 때문에 활성수소의 특이한 반응이기는 하지만 환원수 안의 활성수소를 조사하려면 감도가 낮고 정량적이어야 했다.

우리는 래디컬포착제라는 약제를 이용하여 활성수소를 특이하게 포착하는 전자스핀공명 ESR 실험을 실시하는 과정에서 우연히 활성수소를 포착한 래디컬포착제를 안정적인 아조색소 azo dye 로 변환시킬 수 있다는 사실을 발견했다. 아조색소는 안정적이기 때문에 환원수 안의 활성수소를 포착한 뒤에 백 배 이상 농축해 측정할 수 있다. 우리는 0.05ppb 이하의 활성수소를 측정할 수 있는 매우 감도가 높은 측정법을 개발할 수 있었다.

그러나 이 방법을 논문으로 공표하려면 어떤 화학반응이 발생하고 있는 것인지 해명하고 그것이 활성수소의 특이한 반응이라는 사실을 증명해야 할 필요가 있다. 만약 이 방법을 함부로 공표하면 최근의 물 붐을 타고 충분한 연구도 없이 이 수치만을 기준으로 삼아 물의 좋고 나쁨을 판정하거나 비즈니스에 이용하는 등 예측하지 못한 결과를 초래할 수 있다. 우리는 이 활성수소정량법이 환원수를 평가하는 하나의 지표에 지나지 않으며 활성산소소거능이나 세포에 대한 생리기능 등 다양한 데이터를 바탕으로 정말로 건강에 좋은 물인지 종합적으로 판정해야 한다고 생각했다.

그리고 우리 연구원도 경쟁사회에 살면서 안팎으로, 특히 구미 연구가들과의 연구경쟁에서 이겨야 할 필요가 있다. 어정쩡한 상태에서 발표를 하면 모처럼 중요한 연구대상을 발견해 놓고 그 성과를 빼앗길 위험이 있다. 이런 현실적 판단에 의해 완전한 반응기구라는 사실을 증명할 때까지는 활성수소정량법의 상세한 내용에 대해서 공표하지 않는다는 방침을 세웠다.

: 기적의 물의 정체는 활성수소를 포함한 천연환원수

　　새로운 활성수소정량법 개발은 효과적으로 전해환원수를 개발하는 연구에 빼놓을 수 없는 수법이 됐다. 그 결과, '더블 오토체인지 크로스라인 방식'을 개발함으로써 훨씬 효과적으로 전해환원수를 생성할 수 있게 됐다. 그뿐 아니라 뜻밖의 전개도 있었다. 방송국에서 질병 개선효과가 있다고 여겨지는 기적의 물을 연구실로 보내준 것이다. 사실 그 전에 일본에도 기적의 물이 있다는 사실을 알고 그 해석을 진행하고 있었다.

　　처음으로 들어온 물은 독일 노르데나우의 물이었다. 조사해보니 활성수소를 함유, 배양세포 안의 활성산소를 제거하는 천연환원수였다. 다음으로 멕시코 트라코테의 물을 조사했다. 이쪽은 노르데나우의 물보다 훨씬 더 많은 활성수소를 함유하고 있었다. 그리고 2002년 10월에는 프랑스 루르드의 물을 조사했는데, 이 물은 매우 많은 활성수소를 함유하고 있었다. 이 조사를 통해서 질병 개선효과를 가지고 있는 물은 공통적으로 활성수소를 함유하고 있으며 활성산소를 제거해주는 천연환원수라는 데에 확신을 가지게 되었다. 지금까지 약 150년에 걸쳐 수수께끼에 싸여 있던 기적의 물의 비밀이 해명된 것이다. 이런 기적의 물을 조사할 때 미네랄 성분을 대상으로 삼아서는 평범한 미네랄워터와의 차이를 발견하기 어렵다. 그러나 환원력을 조사하면 수십 배의 차이가 있음을 알 수 있다.

　　환원력의 차이는 매우 중요한 의미를 가진다. 기적의 물이라고 불리는 물도 효과를 얻으려면 하루에 2리터 정도를 마셔야 하는데, 만약 10분의 1의 환원력밖에 없는 물이라면 하루에 200리터 정도를 마셔야 한다. 이것은 일반적으로 음용할 수 있는 양으로는 효과를 기대할 수 없다는 사실을 의미하기 때문이다.

: 지구 최대의 생물권인 지하에 살고 있는 생물은 수소를 먹는다

지하에서 퍼 올린 기적의 물은 어떻게 해서 활성수소를 함유하고 있는 것일까. 약 10년 전에 컬럼비아 강 유역의 지하수가 약 60ppb의 수소분자를 함유하고 있다는 사실이 보고됐다. 실제로 지하대수층의 현무암과 지하수가 접촉을 하면 수소가 발생한다는 사실이 증명됐다.

최근 지하 5000미터 부근까지 다양한 생물이 생존하고, 지하가 지구 최대의 생물권이라는 사실이 밝혀졌다. 이 생물들은 빛이 들어오지 않는 지하에서 어떻게 에너지를 얻는 것일까. 얼마 전, 이 생물들은 암석과 물의 접촉으로 발생하는 수소를 메탄, 황화수소, 질소로 산화시키는 과정을 통해 에너지를 얻는다는 사실이 밝혀졌다. 암석영양생물로 분류된 이 생물들은 지구상에 처음으로 발생한 생명체일지도 모른다는 추측이 제기되고 있다. 기적의 물은 지하의 암석과 물이 접촉하면서 발생한 활성수소가 어떤 이유에 의해 미세한 금속나노콜로이드에 흡착·흡장하게

● 더블 오토체인지 크로스라인 방식

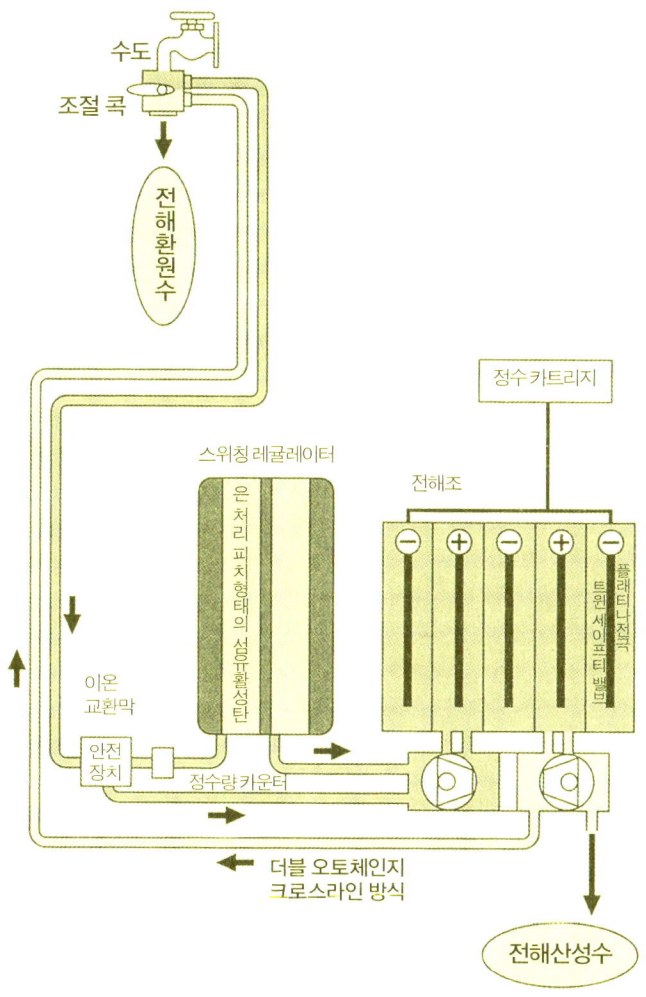

통전(通電) 3회마다 음극과 양극이 교체, 물속에 함유된 칼슘이나 마그네슘이 극판에 부탁(도금)되는 현상을 막아준다.

된 물이 아닐까.

쓰쿠바의 미네랄연구가 가와다 가오루川田薫, 이학박사 씨는 마이크로 클러스터micro cluster 구조의 미네랄 촉매효과에 의해 생명에 필수적인 유기화합물이 단기간에 합성되고, 나아가 생명이 탄생될 수 있다는 사실을 보고했다. 우리도 미네랄용액에 탄산가스나 질소가스를 불어넣으면서 자외선을 조사하는 방법으로 아미노산을 비롯한 다양한 유기물을 발생시킬 수 있다는 사실을 확인할 수 있었다. 현재는 한 걸음 더 나아가 물에서 생성된 활성수소의 작용에 의해 생명체가 발생했다는 활성수소생명기원설을 실증하기 위해 연구를 지속하고 있다. 생명을 탄생시킬 정도의 능력을 가진 환원수라면 병에 걸린 사람의 건강을 회복시키는 것쯤은 아무것도 아닐 것이다.

: 활성수소는 이상적 항산화제

물은 매우 안정된 물질이다. 때문에 강제로 파괴하려면 섭씨 약 4000도의 열을 가해야 한다. 그러나 항상 수소이온과 수산이온으로 분해(해리)되는 성질을 가지고 있기 때문에 전기에는 매우 약해서 소량의 전류를 흘려보내는 것만으로 즉시 분해된다. 때문에 가장 먼저 활성수소가 발생하고 이어서 수소가스가 발생한다. 산소를 발생시키려면 더 큰 전기에너지를 걸어야 한다. 이런 점에서 물은 우리의 몸을 활성산소의 피해에서 지켜주는 활성수소의 가장 적합한 저장고이며 공급원이라는 가설을 제기했다. 물속의 활성수소는 활성산소와 반응해 물로 변하면서 반응을 끝낸다. 기존의 비타민C나 폴리페놀도 활성수소를 내어 활성산소를 제거하지만 상대를 환원시킨 뒤에 자신이 불안정한 산화제로 바뀌어버린다는 양날의 칼 같은 성질이 있다. 환원수 속의 활성수소는 그런 의미에서 이상적인 항산화제가 될 가능성이 있다.

: 전해환원수 정수기의 전극이 만들어내는 뜻밖의 효과

전해환원수 안의 활성수소는 적어도 한 달 이상 안정을 유지한다. 어떤 구조이기에 안정적인 상태에서 물속에 존재할 수 있는 것일까. 활성수소, 즉 수소원자는 매우 작은 원자이며 대부분 금속에 흡착·흡장된다. 원자력발전소에서 물속의 용존수소농도를 모니터하는 이유는 방사선에 의한 물의 분해과정에서 생성된 활성수소가 가라앉아 냉각수용 금속파이프가 파괴되는 현상을 막기 위해서다. 수소자동차는 수소를 연소시켜 달리기 때문에 폐기물로는 물밖에 나오지 않는다. 이런 이유로 최근 저공해 차량으로써 주목을 받고 있다. 수소를 저장하기 위해 수소흡장합금이 사용되는데 이것은 저온에서 수소가스를 활성수소 형태로 만들어 금속 안에 저장했다가 고온으로 올리는 방법을 이용해 다시 수소가스로 되돌려 연소하는 것이다.

우리는 전해환원수 안의 활성수소는 미네랄에 흡착·흡장되어 존재한다는 가설을 세웠다. 그러나 우리가 말하는 미네랄이란 기존에 생각하던 이온도, 물속에서 가라앉는 커다란 금속도 아니다. 그 크기가 1나노미터(10억 분의 1미터) 정도로 매우 작은 금속나노콜로이드 또는 금속나노클러스터라고 불리는 미네랄이다. 그 정도로 작은 금속콜로이드라면 물속에 녹아 있는 것과 마찬가지로 균일하게 물속에 분산되어 장기간 안정적으로 존재할 수 있다. 금속나노콜로이드의 크기가 작으면 작을수록 세포 안으로 파고들어 온몸에 즉각적으로 분포될 수 있다.

수소원자의 크기는 0.1나노미터, 물분자의 크기는 0.3나노미터다. 세포에는 물 채널이라고 불리는 0.3~1.3나노미터 정도 크기의 통로가 있다. 그래서 물을 재빨리 통과시킨다. 전해환원수 안의 금속나노콜로이드도 물과 마찬가지로 이 물 채널을 통과한다면 더할 나위가 없다.

수산화나트륨만을 함유하고 있는 초순수를 전기분해하면 백금전극에서 백금이 용출돼 전해환원수의 백금함량과 활성산소소거능이 바람직한 상관관계를 보여준다는 것을 알았다. 실제로 순수한 백금에 활성수소를 흡착시키면 활성산소소거능을 부여할 수 있다는 것과 합성된 백금콜로이드도 전해환원수와 마찬가지 성질을 보여준다는 것을 알았다. 그리고 전해환원수 안에 백금콜로이드가 존재한다는 사실을 전자현미경을 통해 증명했고, 그 사이즈가 평균 직경 1나노미터 정도이며 측정한계 이하인 1나노미터 이하의 콜로이드도 존재한다는 사실을 동적광산란법動的光散亂法, dynamic light scattering을 통해 밝혔다.

활성수소 운반자, 또는 공여체로서 기능을 담당하고 있는 금속나노콜로이드는 백금만이 아니다. 그 밖의 다른 금속도 활성수소공여체로서 기능을 한다. 규슈대학 이학부의 마쓰다 요시히사松田義高 교수가 이끄는 그룹은 활성수소가 규산화합물 안으로 들어가는 경우, 수용액 안에서도 1년 이상 안정적으로 존재할 수 있다는 사실을 보고했다.

금속나노콜로이드는 강한 촉매효과를 가지고 있기 때문에 나노테크놀로지 분야에서 주목을 끌고 있다. 그러나 1나노미터 이하의 금속콜로이드를 안정적으로 생성하는 것은 매우 어려운 문제다. 물을 전기분해할 때 음극 표면에서 발생하는 환원반응에 의해 이런 미세한 나노콜로이드가 비교적 쉽게 생성되는 것이다. 이에 덧붙여 1나노미터 정도의 세계에서는 양자효과가 나타나 물질이 갑자기 나타나거나 사라지는 신기한 현상이 발생한다는 사실이 알려져 있다.

: 환원수 안의 활성수소의 특이한 성질

전해환원수나 천연환원수 안의 활성수소는 알칼리성에서도 안정을 유지하며 구리이온이 존재하더라도 그 활성을 잃지 않는다는 매우 특이한 성질을 갖고 있다. 지금까지 알려진 비타민C, 시스테인$_{cysteine}$, 글루타티온 등의 환원물질은 알칼리성으로 활성수소를 방출해버리기 때문에 환원활성을 잃기 쉬우며 구리이온에 의해 산화된다. 이런 성질은 수소흡장합금의 성질과 비슷하여 전해환원수 안의 활성수소가 금속나노콜로이드에 흡착·흡장돼 존재한다는 가설을 지지해준다.

활성수소는 불안정하고 격렬한 반응성을 가지고 있다. 때문에 주변의 물질과 즉시 반응하여 그 성질을 바꿔버릴 우려가 있다. 그런 활성수소가 금속콜로이드에 흡착·흡장되면 반응성이 약해지면서 활성산소를 상대해서만 반응할 정도의 약한 환원활성을 갖추게 되는 것이다. 이것은 생체처럼 다양한 물질이 혼재하는 환경에서도 활성을 잃지 않고 장기간 안정적으로 존재할 수 있다는 의미에서 바람직한 성질이다.

뚜껑을 느슨하게 닫아놓은 개방조건의 용기를 준비해 전해환원수나 천연환원수를 섭씨 120도에서 오토클레이브(가압증기멸균) 처리하자 환원수의 활성수소검출반응은 완전히 소실됐다. 그러나 가스가 도망가지 못하도록 뚜껑을 완전히 닫고 오토클레이브 처리를 한 경우에는 환원활성이 완전히 소실되지 않았다. 이런 점에서 환원수 안의 미네랄에 흡착·흡장된 활성수소가 개방조건의 가열로 사라진 것이거나, 금속나노콜로이드가 개방조건에서는 불안정화되면서 응집·활성을 잃었을 가능성을 생각할 수 있었다. 합성백금나노콜로이드도 오토클레이브 처리에서 환원수와 마찬가지 성질을 보여주었다.

: 환원수는 세포 내 활성산소를 제거한다

시험관 안에서 활성산소를 제거해도 실제로 세포 내 과잉활성산소를 제거할 수 없다면 생리적 효과는 기대할 수 없다. 디클로로플오렛신 디아세테이트dichlorofluorescein diacetate, DCFH-DA 시약은 세포 안으로 들어가 활성산소, 특히 과산화수소와 반응해 디클로로플오렛신dichlorofluorescein, DCF이라는 형광물질로 변한다. 이 형광의 강도를 측정하는 방법으로 세포 내 활성산소의 양을 추측할 수 있다.

전해환원수를 배양세포에 작용시키면 형광의 강도가 약해지기 때문에 세포 내 활성산소소거능을 가지게 된다는 사실을 알 수 있었다. 환원수의 세포 내 활성산소소거능과 활성수소 함량은 바람직한 상관관계를 보여주었다. 또 세포 내 활성산소소거능은 알칼리성으로 안정적이며 개방조건인 오토클레이브에서는 활성을 잃기는 하지만 밀폐조건인 오토클레이브에서는 활성이 완전히 사라지지는 않는다. 이는 앞에서 설명한, 시험관 안에서의 활성수소검출반응과 유사한 성질을 보여주는 것이다. 전해환원수와 천연환원수 모두 매우 비슷한 환원활성을 보여주었기 때문에 활성수소가 세포 안에서 직접 활성산소를 제거한다고 생각할 수 있었다.

비타민C를 배양세포에 작용시키자 어떤 농도까지는 세포 내 활성산소 수준을 저하시키지만 그 이상의 농도에서는 활성산소제거활성이 약해졌다. 고농도에서는 오히려 세포 내부가 산화상태가 됐다. 이것은 비타민C가 환원제가 될 수도 있지만 산화제도 될 수 있다는, 양날의 칼 같은 성질을 보여주는 것이라고 생각할 수 있다. 한편, 더블 오토체인지 크로스라인 방식의 전해환원수 정수기를 이용해 수돗물에서 생성된 전해환원수는 최대의 효과를 보여주는 농도의 비타민C나 기적의 물과 비슷한 수준의 활성산소제거활성을 보여준다는 사실이 밝혀졌다. 이런 점에서 시판 중인 기기를 이용해 실제로 산화수인 수돗물을 활성산소소거능을 가진 환원수로 바꿀 수 있다는 사실을 증명할 수 있었다.

물을 끓이는 경우, 전해환원수를 5분 정도 끓여도 세포 내 활성산소제거활성은 남아 있지만 20분 이상 끓이면 활성이 완전히 사라졌다. 따라서 환원수는 끓이지 말고 그대로 마시는 것이 가장 좋다고 생각할 수 있다. 그렇다면 전해환원수를 요리에 사용하는 것은 의미가 없다는 뜻일까. 그렇지 않다. 식재료를 씻을 때에 전해환원수를 사용하면 농약 등을 제거하는 데에 도움이 되고 요리에 사용하면 맛을 더 좋게 해주는 효과가 있다. 음식물에 배어든 활성수소가 쉽게 밖으로 배출되지 않기 때문이라고 생각되지만 정확한 사실은 앞으로 연구를 더 진행해봐야 한다.

: 대부분의 기능수는 활성수소를 함유하고 있는 환원수

물의 활성화 처리를 통하여 여러 종류의 기능수들이 생성된다. 그런 활성화 방법들은 대부분 미약한 전류를 발생시켜 활성수소를 만들어낸다. 자화수는 물이 강력한 자장 속을 고속으로 흐르면 전류가 발생하고 이때 활성수소가 발생한다. 또 초음파 처리를 하면 고압, 고전압이 발생하면서 물이 분해된다. 미네랄이 용해될 때에는 전자가 수소이온에 부여돼 활성수소가 발생한다. 전자 처리 같은 미약한 에너지라도 미약한 전류가 흐르기 때문이다.

폭포수처럼 물이 격렬하게 바위에 또는 물끼리 부딪히는 경우에도 활성수소가 발생한다. 최근에 화제가 되고 있는 마이너스이온도 물이 없으면 효과가 없다는 점을 생각하면 활성수소를 함유하고 있는 물과 관계가 있는 것인지도 모른다.

일반적으로 미네랄을 다량으로 함유하고 있는 온천수도 퍼 올린 직후에는 마이너스의 산화환원전위를 나타내는 환원수다. 이처럼 기능수는 활성수소를 함유하고 있는 환원수일 가능성이 높다. 문제는 그 환원력이 '생체에 충분한 효과를 보여줄 수 있을 정도로 강한가' 하는 것이다.

: 효과가 나타나기까지는 개인차가 있다

전해환원수는 '알칼리성의 힘으로 질병에 대해 개선효과를 보여주는 것이 아니라 활성수소가 인체의 녹(산화물)을 제거하는 것으로 사람마다 갖고 있는 면역력을 높여준다. 그 결과, 사람의 나이에 어울리는 건강과 정해진 수명을 되찾도록 해주는 것'이라고 생각할 수 있다. 알칼리건강법과는 전혀 관계가 없다.

더구나 전해환원수를 마시더라도 효과가 나타나기까지는 개인차가 있다. 2주일 만에 효과가 나타나는 사람도 있고 4개월이 걸리는 사람도 있다. 주의해야 할 점은 하드웨어, 즉 전해환원수 정수기의 성능 문제이다.

전해환원수 정수기를 구입해서 한동안은 확실히 활성수소를 정상적으로 발생시켰다고 해도 사용하는 도중에 전극 판에 물속의 칼슘이나 마그네슘이 부착되는 상황이 발생할 수 있다. 즉, 전극 판이 도금돼 활성수소가 안정적으로 흡착·흡장된 금속나노콜로이드의 생성을 방해하는 것이다. 이래서는 아무리 지속적으로 마신다고 해도 단순한 알칼리성 물을 마시는 것에 불과하다.

이 부분에 대해서는 주의사항을 확실하게 지켜야 하지만 전극 판의 세정작용이 충분히 이루어지지 않는 기기도 많기 때문에 주의해야 한다. '더블 오토체인지 크로스라인 방식'이 가장 믿을 수 있다.

이 방식은 스위치를 넣으면 3회마다 극성을 바꾼다. 요컨대 끊임없이 전극 판의 플러스(+)와 마이너스(-)를 바꾸는 것으로 전극 판에 달라붙은 칼슘이나 마그네슘을 즉각적으로 털어내는 것으로 노금을 방지하는 것이다. 이 방식이라면 경도가 높은 물이라도 안심하고 사용할 수 있다. 활성수소가 발생하는 현상은 눈으로 확인하기 어렵다. 그런 만큼 하드웨어의 신뢰성이 매우 중요하다.

이제부터 다양한 질병 중에서 특히 우리가 신경을 쓰는 몇 가지 질병에 관해 전해환원수가 어떤 식으로 효과를 발휘하는지, 그 메커니즘에 대해 알아보기로 하자.

: 암세포는 무한대의 수명을 가진 난폭한 세포

인간의 최대 수명은 120세 정도라고 한다. 이런 개체의 수명은 다수의 세포가 협력해서 살아가는 다세포생물에게 나타나는 특유의 현상이다. 대장균 같은 세균은 영양조건만 갖추어지면 한 개가 두 개로, 두 개가 네 개로, 끊임없이 분열을 한다. 때문에 수명이 없다.

인간의 수명을 설명하는 유력한 가설이 있다. 유전자에 의해 수명이 미리 프로그램된다는 프로그램설과 살아가는 동안에 활성산소 등에 의해 다양한 장애가 축적되기 때문에 기능이 쇠약해지면서 노화해 사망에 이른다는 에러 파국설Error Catastrophe Theory이다.

프로그램설에서 유력한 가설은 텔로머Telomere 가설이다. 인체는 나이를 먹으면 노화하는데 인체를 구성하는 체세포에도 수명이 있어서 50~100회 정도 분열을 하면 노화해 사멸한다. 세포노화에 중요한 작용을 담당하는 것이 텔로머라아제telomerase라는 효소다. 텔로머라아제는 염색체 DNA의 말단에 있는 텔로머라는 영역을 신장시키는 효소다. 세포는 분열할 때마다 텔로머가 조금씩 짧아진다. 이 텔로머의 길이가 수명시계로써 기능하는데 어떤 길이에 이르면 노화유전자가 활동하기 시작하면서 세포가 노화한다는 것이다.

어머니의 뱃속에 있는 태아시기에는 텔로머라아제가 강하게 활동하기 때문에 세포가 노화하지 않는다. 정자와 난자가 합쳐진 수정란이 분열을 반복해 60조 개나 되는 세포로 이루어지는 태아의 몸이 형성되는데 그동안 세포가 노화해버리면 안 되기 때문이다. 그러나 태아의 몸이 형성된 이후, 어느 시기에 텔로메라아제의 유전자가 잠들어버리면서 노화가 진행되기 시작한다.

그러나 때로 유전자가 손상되는 것이 원인으로 작용해 잠들어 있던 텔로머라아제유전자가 우연히 깨어나 세포가 노화하지 않고 무한대로 증식하게 되는 경우가 있다. 이것이 무한대의 수명을 가지는 암세포다.

암세포는 난폭한 세포다. 그래서 다른 세포와 협력한다는 본래의 활동을 잊어버리고 활발하게 증식하거나 악액질cachexia, 惡液質이라는 독성물질을 방출해 다른 정상세포를 죽이면서 전이·침윤함으로써 온몸으로 퍼져

나간다. 커다란 혈관에서 수많은 작은 혈관을 자기 쪽으로 끌어들여 영양을 독점하면서 점차 비대해지다가 마지막에는 암환자를 죽음에 이르게 한다. 그 결과 암세포 자신도 죽는다. 장수를 하려면 적당히 조화를 이루면서 공생하는 쪽이 바람직하지만 그런 사실을 모르는 어리석은 세포다.

우리 몸의 모든 세포에는 유전자의 변이를 점검하는 구조가 갖추어져 있다. 그래서 어느 수준 이상의 변이가 발생하여 자신이 난폭한 암세포로 변할 수 있다는 위험을 느끼면 깨끗하게 자살을 해버리는 아포토시스_apoptosis_라는 구조가 갖추어져 있다. 세포의 아포토시스는 변이한 위험 유전자를 남기지 않겠다는 자연의 조치다. 생체 각각의 삶보다 전체의 삶을 우선시하는 것이다. 또 변이된 세포가 조기노화를 일으키면 증식을 멈추는 구조도 갖추어져 있다는 사실이 최근에 밝혀졌다.

생체에는 이런 전체적 조화를 깨뜨리는 암세포를 일찌감치 발견해 죽여버리는 종양면역시스템이 있다. 그러나 암 말기 환자에게서는 이런 종양면역시스템이 활동하지 않기 때문에 암이 제멋대로 날뛰는 것이다.

또 다른 수명 제어설인 에러 파국설에서는 활성산소가 중요한 역할을 담당한다. 뇌의 신경세포는 평생 분열을 하지 않지만 나이를 먹으면 기능이 쇠약해져서 죽음에 이른다. 이것은 활성산소에 의한 장애가 축적되기 때문이라고 생각된다. 텔로머 제어와 활성산소와도 관련이 있는데 산소 농도가 높은 조건에서는 텔로머가 급속도로 단축돼 세포가 노화한다는 사실도 알려졌다. 또 텔로머가 단축돼 노화한 세포에서는 세포 내 활성산소 수준이 현저하게 높아진다는 사실도 관찰됐다.

: 암세포 증식을 억제해 수명이 한정된 세포로 바꾼다

전해환원수나 기적의 물을 다량으로 마시면 위장 내 폴립의 소실, 암조직의 축소, 치유 등의 결과가 나타난다는 사실이 체험담으로 다양하게 보고돼 있다.

최근 암세포의 조기증식, 전이·침윤 능력, 약제에 대한 내성, 악액질 분비, 암유전자의 활성화, 염색체의 불안정화 등, 암세포의 악성 성질이 유지되는 데에 활성산소가 중요한 작용을 하고 있을지도 모른다는 의문을 품게 됐다. 일반적으로 암세포는 정상세포보다 높은 세포 내 활성산소 수준을 유지한다. 그래서 활성산소를 제거할 수 있는 전해환원수가 암세포에 어떤 효과를 미치는지 다양한 각도에서 검토해보았다.

인간폐암세포주와 인간자궁암세포주를 전해환원수를 함유한 혈청감가배지에서 배양했더니 세포 내 활성산소가 제거되면서 암세포 증식속도가 저하된다는 사실을 확인할 수 있었다. 장기배양을 하자 암세포의 형태가 정상세포처럼 변했다. 정상세포에는 악영향을 끼치지 않았다.

또 암세포는 연한천배지軟寒天培地, soft agar medium 같이 정상세포가 증식할 수 없는 환경에서도 콜로니colony를 만들어 계속 증식하는 악성 성질을 보여주지만 전해환원수를 함유한 배지 안에서는 암세포의 콜로니 형성능력이 현저하게 저하되었다.

인간폐암세포주나 자궁암세포주를 전해환원수를 함유한 배지에서 약 1년 동안 배양한 결과, 텔로머라아제 활성에는 변화가 없었는데도 텔로머의 길이가 분열회수 의존적으로 단축됐다. 텔로머라아제가 텔로머에 결합하는 현상을 도와주는 텔로머결합단백질의 활성이 전해환원수에 의해 가역적으로 저하됐기 때문으로 보인다. 즉, 전해환원수는 텔로머단백질의 활동을 억제함으로써 텔로머라아제의 활동을 저해하고, 결과적으로 무한수명의 암세포를 수명의 한계가 있는 세포로 바꾼 것이라고 추측할 수 있었다. 그러나 도중에 전해환원수를 보통의 초순수로 바꾸자 다시 텔로머가 신장되면서 원래의 길이로 돌아왔다. 따라서 암환자가 전해환원수를 음용하는 경우에는 지속적으로 음용하는 것이 매우 중요하다는 사실을 알 수 있었다.

: 암세포의 전이·침윤 및 새로운 혈관 생성을 억제한다

매트리젤matrigel을 이용한 시험관내침윤능분석을 통해 전해환원수가 고전이성인간섬유육종세포주의 전이·침윤 능력을 저하시킨다는 사실

이 밝혀졌다. 그 작용기작을 해석하자 전해환원수가 암의 전이·침윤을 촉진하는 막형금속프로테아제$_{protease}$인 MMP-2 및 MMP-9의 발현과 활성화를 억제한다는 사실을 밝혀낼 수 있었다. 암세포는 혈관신생촉진인자 VEGF를 분비해 새로운 혈관 생성을 촉진함으로써 암조직의 성장을 급속도로 일으킨다. 이 혈관 신생 활동을 억제할 수 있다면 암과 공존할 수 있다. 때문에 세계적으로 활발한 연구가 진행되고 있다. 전해환원수를 고전이성인간섬유육종세포주에 작용시킴으로써 암세포 안의 혈관신생촉진인자유전자 발현이 억제된다는 사실과 함께 실제로 샤레$_{schale}$ 안에서 혈관을 새롭게 생성시키는 실험에서도 전해환원수가 혈관 생성을 억제한다는 사실이 확인됐다.

: 종양의 면역을 활성화한다

암세포를 마우스에 이식하면 조직이 거대해지면서 죽음에 이른다. 하지만 전해환원수를 마시게 한 마우스는 암세포의 증식이 억제됐다. 이는 마우스의 종양면역 활성이 항진됐을 가능성 때문이다. 그래서 비장의 마크로파지$_{macrophage}$를 조사했더니 종양의 면역을 활성화하는 사이트카인인 인터로킨-12의 발현이 현저하게 촉진됐다는 사실을 알 수 있었다. 암세포를 발견해 죽이는 내추럴킬러세포라는 세포의 활성도 커져 있었다.

인터페론-γ라는 암세포를 억제하는 사이트카인의 분비도 촉진됐다.

: 백혈병세포를 정상세포로 분화, 유도한다

인간백혈병세포에 전해환원수를 작용시키자 세포의 증식이 억제됐다. 동시에 텔로머라아제유전자의 발현 억제와 myc암유전자의 억제현상이 발생해 세포가 거핵구로 변했다. 거핵구는 혈액을 응고시키는 데 중요한 작용을 하는 혈소판을 만드는 정상세포다. 이처럼 암세포를 정상적인 기능을 가진 세포로 분화, 유도할 수 있다면 암은 더 이상 두려운 질병이 아닐 수 있다.

N-아세틸시스테인acetylcystein이라는 기존의 항산화물질에서는 같은 백혈병세포를 정상세포로 분화, 유도하는 현상이 일어나지 않았다. 조사결과, 기존의 항산화물질도 세포 내 활성산소를 제거하기는 하지만 그 지속시간이 짧아서 세포 내부가 즉시 산화상태로 되돌아갔다. 그러나 전해환원수는 세포 내부가 장시간에 걸쳐 환원상태를 유지한다는 점에서 분화, 유도가 가능한 것이라고 추측할 수 있었다.

● 암세포 억제와 관련된 실험 데이터

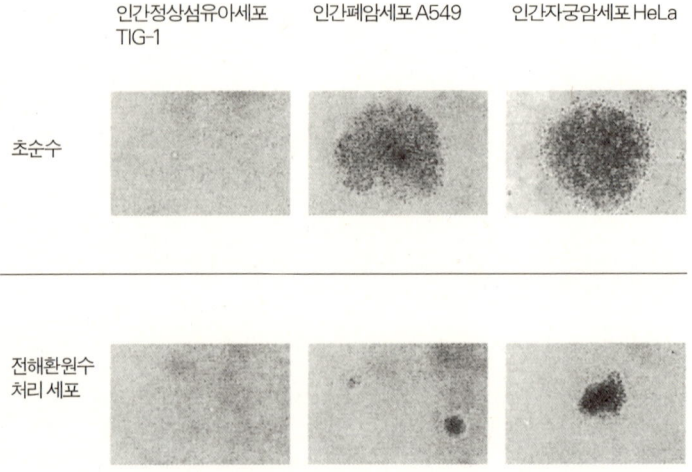

전해환원수 처리를 통해
암세포의 악성 성질인 연한천(soft agar, 軟寒天) 안에서 콜로니 형성능력 저하

암세포는 연한천처럼 환경이 나쁜 장소에서도 활발하게 증식해 거대 콜로니를 만드는 악성 성질을 보여준다. 하지만 전해환원수를 함유한 배지에서는 거대 콜로니를 만들지 못했다.

- 전해환원수 처리에 의한 인간고전이성암세포 HT-1080에서의 혈관신생인자 VEGF 유전자 발현의 억제

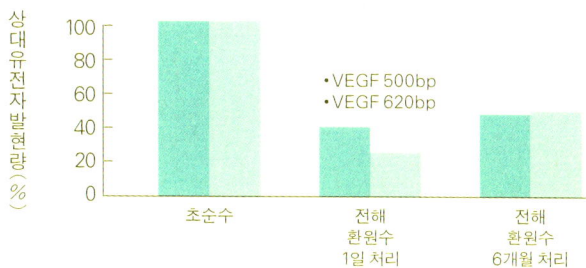

암세포는 혈관신생인자 VEGF를 분비해 다수의 모세혈관을 만들어 영양을 흡수하면서 커진다. 이것을 전해환원수를 이용해 하루 또는 6개월 처리해서 암세포의 VEGF유전자발현량을 저하시켰다.

- 전해환원수에 의한 마크로파지세포에서의 인터로킨-12유전자 발현의 증강

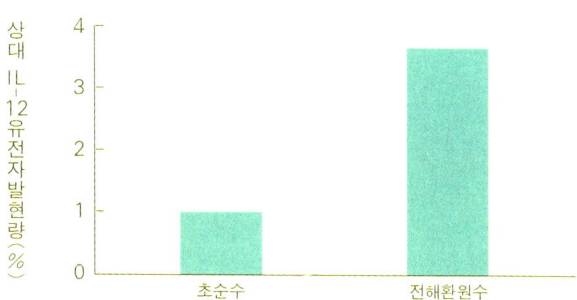

마크로파지는 암면역(암세포를 배제하는 계열)을 활성화하는 단백질인 인터로킨-12를 분비한다. 전해환원수는 마크로파지에 작용해 인터로킨-12dlm 유전자 발현량을 현저하게 증가시켰다.

: 모든 암을 억제할 가능성이 있다

　암세포의 물을 전해환원수로 바꾸면 암세포의 모든 악성 성질이 양성으로 변한다는 것은 놀라운 사실이었다. 다양한 약제를 이용해도 완고한 암세포의 성질을 바꾸는 것은 쉬운 일이 아니기 때문이다. 물은 세포의 약 90퍼센트를 차지하기 때문에 전해화원수가 난폭한 암세포의 성질을 얌전한 성질로 바꾸어버리는 것인지도 모른다. 그동안 수수께끼에 싸여 있던 기적의 물로 다양한 암을 치유한 사례도 이런 기구로 설명할 수 있을지 모른다. 그러나 암은 비교적 양성인 것부터 악성인 것까지 다양한 종류가 있기 때문에 전해환원수가 모든 암을 억제하는 데에 효과가 있는지 밝히려면 더욱 엄밀한 과학적 검증이 필요하다.

: 당뇨병에는 활성산소가 관여한다

　당뇨병은 고혈당이 특징인 생활습관 질병이다. 일본의 환자 수는 잠재자까지 포함하면 1370만 명 정도이다. 성인 3∼4명 중 한 명은 당뇨병 환자이거나 그 잠재자인 국민질병이다. 혈액 안의 포도당농도는 약 100mg/dℓ로 유지되고 있다. 식사를 하면 혈액 안의 포도당농도가 상승하지만 췌장의 랑게르한스섬 islet of Langerhans β세포에 있는 센서가 높은 포도당농도를 감지하면 세포 안의 ATP농도를 상승시켜 인슐린분비를 촉진한다. 인슐린이 혈액 안으로 방출되면 표적기관인 근육이나 지방세포의 표면이 인슐린수용체에 결합해 시그널분자를 활성화함으로써 GLUT-4라는 포도당수송담체를 세포막으로 이행시키는 작용을 촉진한다. 그 결과 근육이나 지방세포 안으로 혈액 안의 포도당이 흘러들어가 혈당치가 내려간다. 혈당치가 지나치게 내려가면 췌장β세포는 인슐린분비를 멈추고 간장이 글리코겐을 분해해 포도당으로 변환시켜 혈액 속으로 방출함으로써 혈당치를 일정하게 유지한다. 이처럼 혈당치는 다양한 세포가 관여하는 복잡한 네트워크에 의해 유지되고 있다.

당뇨병이 노화병이라고 불리는 것은 관여하는 다양한 세포가 노화에 의해 정상적인 기능을 유지할 수 없게 되는 경우가 많기 때문이다. 뇌세포는 포도당만 에너지원으로 이용할 수 있다. 때문에 혈당치가 지나치게 내려가면 의식장애가 발생하거나 위험한 상태가 발생한다. 한편 혈당치가 지나치게 높으면 단백질과의 당화반응이 촉진돼 동맥경화증과 같이 노화에 따르는 질병이 광범위하게 발생한다.

당뇨병은 유전적 요인과 환경적 요인으로 발생한다. 인슐린이 배출되지 않는 인슐린의존성당뇨병(1형 당뇨병)은 췌장의 β세포가 자신의 면역세포에 공격을 당해서 죽는 자기면역질환이라고 불리는 질병의 일종이다. 면역세포가 방출하는 활성산소의 독성 때문에 췌장β세포가 죽는 것이다. 인슐린이 나오는데도 혈당치가 내려가지 않는 인슐린비의존성당뇨병

● 당뇨병의 발병 기구

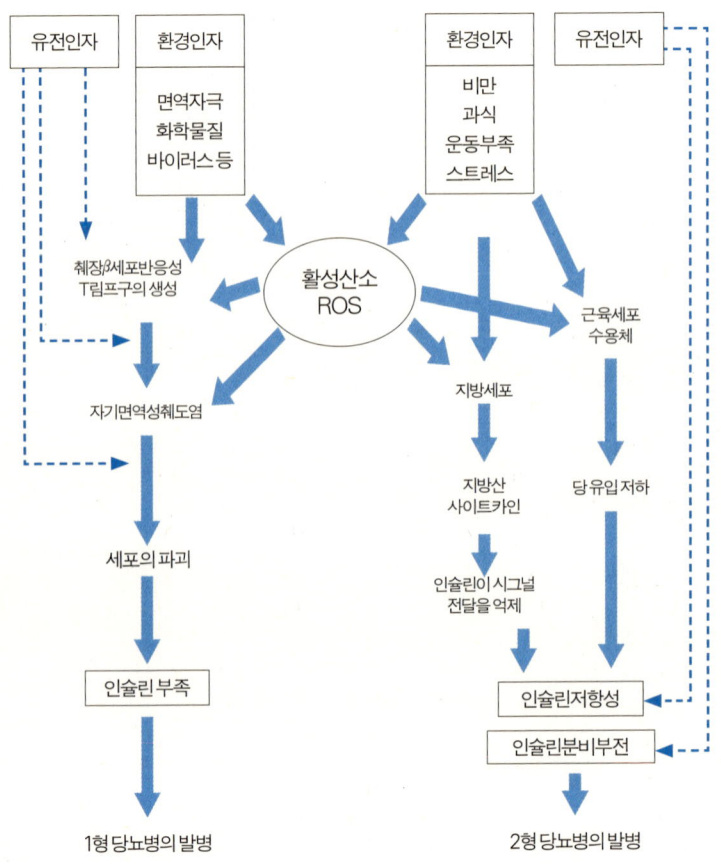

● 환원수에 의한 인슐린분비 촉진효과

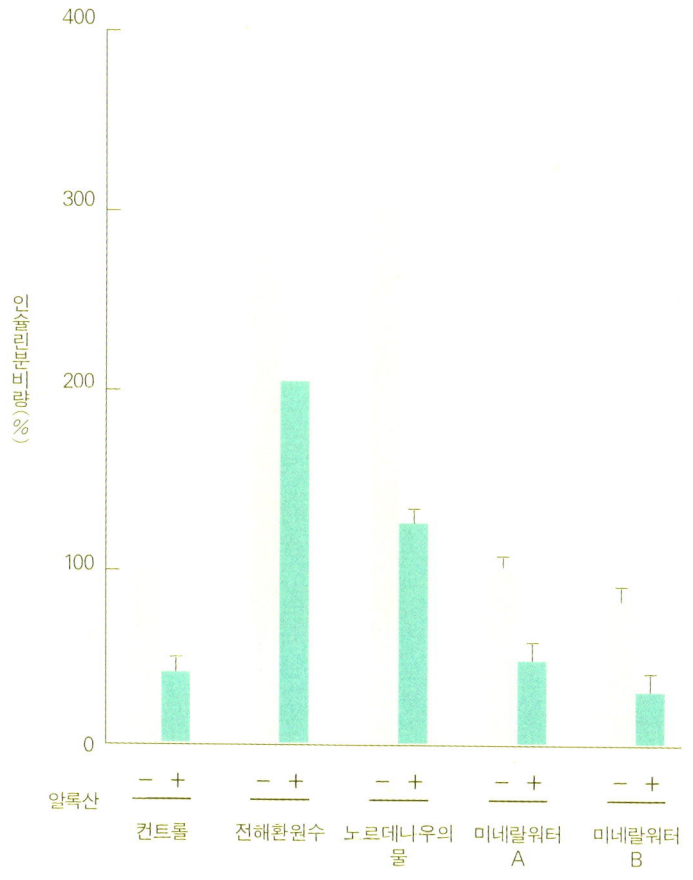

글루코스(glucose)자극에 의해 췌장β세포의 인슐린분비에 끼치는 환원수의 촉진효과

(2형 당뇨병)은 일본인의 당뇨병 중 90~95퍼센트를 차지한다. 원인은 비만, 과식, 운동부족, 스트레스 등이다. 이것들 모두 체내에서 활성산소를 많이 배출하게 만드는 원인으로 작용한다. 2형 당뇨병과 활성산소의 관계는 1형 당뇨병에 비하면 확실하지 않지만 최근 그 관계를 보여주는 증거가 늘고 있다.

당뇨병은 자각 증상이 없다. 그래서 당뇨병에 걸렸다는 사실을 깨달았을 때에는 이미 늦는 경우가 많다. 따라서 주의해야 할 필요가 있다. 기본적으로 당뇨병을 치료하는 약은 없다. 운동요법 및 식사요법이 중요한 치료법이다. 당뇨병이 진행되면 실명이나 손발의 괴사 등 심각한 합병증을 일으킨다.

: 췌장β세포를 활성산소의 독성에서 보호하고 인슐린분비를 촉진한다

햄스터의 췌장β세포주는 포도당 자극에 의해 인슐린을 분비한다. 1형 당뇨병유도제인 알록산$_{alloxan}$은 산화되면 활성산소, 특히 과산화수소를 생성시켜 췌장β세포를 죽이기 때문에 동물실험에서 1형 당뇨병을 일으킬 때에 흔히 사용된다.

햄스터의 췌장β세포에 알록산을 작용시키면 세포사가 발생한다. 여기에 전해환원수나 천연환원수를 작용시키자 알록산에 의한 세포사를 억

제할 수 있었다. 그러나 환원수를 오토클레이브(autoclave, 가압멸균처리기)에 넣자 그 보호 작용이 사라졌다. 또 알록산 처리를 하면 β세포 DNA의 단편화, 세포 내 칼슘농도의 상승, ATP농도 저하, 포도당 자극에 의한 인슐린분비가 저하됐는데 여기에 환원수를 작용시키자 알록산의 이런 독성들이 현저하게 억제됐다. 뿐만 아니라 β세포를 활성화해 포도당 자극에 의한 세포 내 ATP농도 상승 및 인슐린분비가 3~5배 촉진되었다.

이런 점에서 환원수는 1형 당뇨병을 억제하는 효과가 있다고 말할 수 있다. 지금까지 1형 당뇨병에 대한 효과적인 치료법은 없다고 알려져 있다. 때문에 환원수의 임상적 유효성이 빨리 검증되길 기대한다.

: 2형 당뇨병을 억제한다

근육이나 지방세포에 환원수를 작용시키자 세포 내 활성산소가 제거됨과 동시에 인슐린자극 없이 세포의 포도당 유입활성도가 상승했다. 즉, 환원수가 인슐린과 동일한 작용을 한다는 사실을 알 수 있었다. 인슐린자극이 있는 경우에는 포도당유입이 더욱 촉진됐다.

상세하게 검토한 결과, 환원수는 인슐린수용체를 자극해 인슐린시그널전달경로를 자극한다는 사실을 알 수 있었다. 인슐린수용체는 인산화에 의해 활성화되는데, 인슐린수용체에서 인산을 떼어내는 역할을 담당

- 당유입 촉진효과와 보르트만닌(wortmannin)에 의한 저해

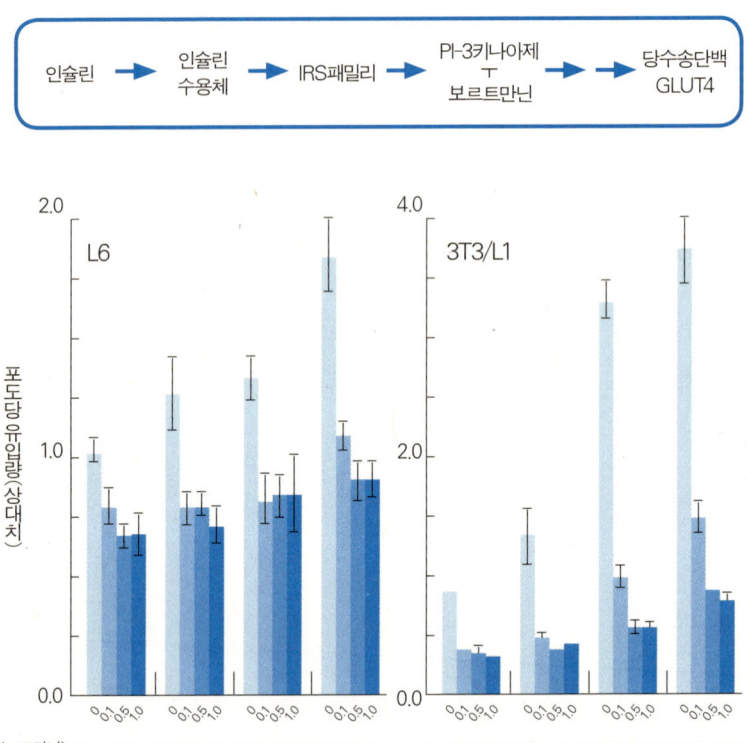

전해환원수(ERW)의 래트근육세포 L6와 마우스지방세포 3T3/L1에 대한 당유입 촉진효과와 보르트만닌에 의한 저해. 전해환원수만으로 세포에 대한 방사능표식포도당 유입이 촉진됐다. 인슐린시그널전달경로의 효소 PI-3키나아제저해제(보르트만닌)에 의해 전해환원수의 효과는 완전히 억제됐다.

- 모델마우스를 이용한 복강 내 포도당 주사에 의한 내당능장애시험

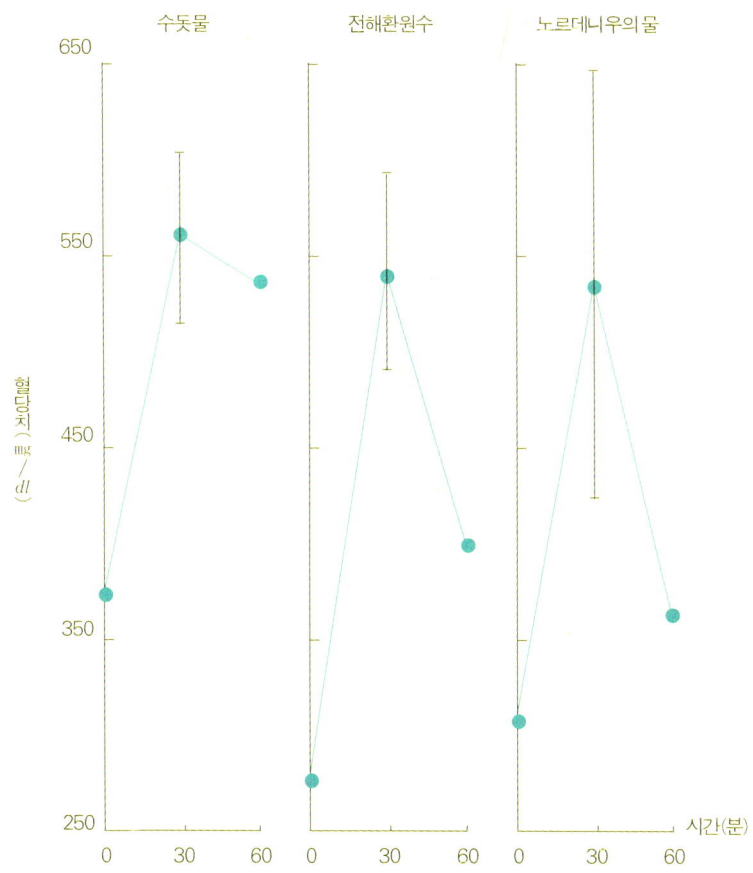

전해환원수 및 천연환원수에 의한 2형 당뇨병 모델마우스의 내당능장애 개선효과. 렙틴수용체에 변이가 발생해 과식에 의한 비만으로 당뇨병이 발병한 모델마우스(db/db마우스)에게 전해환원수 및 천연환원수를 음용하게 하여 복강 내 포도당주사에 의한 내당능장애시험을 실시했다.

하고 있는 프로테인 티로신 포스파타아제protein tyrosine phosphatase라는 효소의 활동을 환원수가 억제하기 때문에 결과적으로 인슐린수용체의 인산화가 촉진된다는 사실이 확인되었다.

2형 당뇨병 모델마우스 중에 만복중추를 자극하는 렙틴수용체가 이상을 일으켜 식욕을 억제하지 못하면서 태어났을 때부터 끊임없이 과식을 해서 비만에 의해 당뇨병에 걸리는 마우스가 있다. 이 마우스에게 환원수를 먹이자 활발해졌다. 절식을 하게 한 뒤에 포도당을 주사하는 내당능장애시험을 해봤다. 수돗물을 먹게 한 마우스는 혈당치가 상승하더니 그 후에 좀처럼 내려가지 않은 것에 비해 환원수를 먹게 한 마우스는 혈당치가 일시적으로 상승했지만 즉시 떨어졌다. 내당능장애가 개선된 것이다.

독일 노르데나우 마을의 가데크 박사와 공동연구 중인데, 노르데나우의 물을 마시는 것으로 당뇨병이 개선된다는 사실이 점차 밝혀지고 있다.

: 알츠하이머병이나 파킨슨병 치료에도 기대가 고조되고 있다

뇌는 혈액뇌관문을 이용해 물질의 이동을 엄격하게 제한하고 있는 장기이며 활성산소에 매우 약하다. 사회가 점차 고령화되면서 알츠하이머병이나 파킨슨병은 사회적인 문제로 대두되었다. 알츠하이머병은 기억의 출입구로서 매우 중요한 역할을 담당하는 해마나 편도핵 등의 신경세포가 죽어서 치매증상이 나타나는 질병이다. 파킨슨병은 신경전달물질인 도파민을 방출하는 중뇌 흑질의 신경세포가 죽기 때문에 운동장애가 발생하는 질병이다. 알츠하이머병과 파킨슨병은 모두 신경변성질환이라고 불리는 질병으로 주로 중년 이후에 발병해 진행된다. 그러나 안타깝게도 근본적 치료법은 아직 발견되지 않았다.

신경세포의 죽음에 활성산소가 관여한다는 사실은 잘 알려져 있다. 동맥경화증이 진행되면서 혈관이 일시적으로 막히고 그 후에 다시 허혈虛血이 재관류再灌流될 때에 활성산소가 대량으로 발생, 신경세포가 죽는 것이다.

신경세포에 과산화수소를 작용시키면 신경세포가 아포토시스를 일으켜 사멸되지만 전해환원수는 활성산소를 제거해 신경세포의 죽음을 억제할 수 있었다. 또 래트대뇌피질세포의 글루타민산 독성에 의한 죽음도 억제됐다. 전해환원수는 세포 내 과산화수소를 제거했지만 일산화질소에는 영향을 끼치지 못했다. 그러나 일산화질소 발생에 따르는 세포사를 억제했다는 점에서 일산화질소와 슈퍼옥사이드 래디컬이 반응을 일으켜 생성하는 퍼옥시나이트라이트나 하이드록시 래디컬 등에 의한 세포독성을 경감시켰기 때문이라고 추측할 수 있었다. 활성산소소거능을 가지는 환원수는 뇌의 다양한 질병 개선에 효과를 기대할 수 있다.

: 고혈압이나 동맥경화증의 개선·예방

뇌일혈, 뇌경색의 주요 원인이 되는 것이 혈관의 벽을 막히게 만드는 동맥경화증이다. 이것을 그대로 내버려두면 혈액이 끈끈해져서 고혈압을 일으킨다.

이 질병도 활성산소에 의해 발생하는 혈관의 질병이다. 동맥경화를 일으킨 혈관에는 과산화지질이 많이 축적돼 있다. 콜레스테롤을 다량으로 함유하고 있는 저밀도리포단백(LDL)은 나쁜 콜레스테롤이라고 불린다. 좋은 콜레스테롤은 항산화제를 다량으로 함유하고 있는 고밀도리포단백(HDL)이다. LDL이 산화변성을 받아 과산화LDL이 되면 매크로퍼지의 스캐빈저 수용체 scavenger receptor에 결합하게 된다. 그 결과 과산화LDL을 유입한 매크로퍼지는 포말화돼 집적되고 초기 동맥경화소를 형성한다.

전해환원수가 과산화지질의 생성을 억제한다는 사실은 홋카이도 대학 수산학부 연구원에 의해 보고되었다. 우리도 전해환원수가 리놀산 linoleic acid의 산화를 억제한다는 사실을 밝혔다. 또 전해환원수가 산화 LDL의 매크로퍼지에 의한 유입을 억제할 가능성이 보였기 때문에 검토를 계속하고 있다.

: 알레르기에 효과를 기대

　선진국 인구의 20퍼센트 이상이 알레르기성 천식, 알레르기성 비염, 아토피성 피부염, 음식물알레르기 등의 즉시형 알레르기(immediate type allergy) 때문에 고통을 받고 있다. 일본에서도 1970년 이후에 태어난 사람의 90퍼센트가 알레르기 체질이라는 보고가 있는 것을 보면 알레르기는 커다란 사회 문제다.

　알레르기는 '변화한 반응'이라는 의미의 그리스어에서 따온 것이다. 좁은 의미에서 알레르기는 즉시형 알레르기를 가리킨다. 즉시형 알레르기에서는 꽃가루, 진드기, 우유, 달걀, 곡류 등에 있는 알레르겐(알레르기 유발물질)에 반응하는 항체, 특히 IgE라고 불리는 항체가 체내에서 생성돼 마스트세포(mast cell), 호염기구, 호산구의 IgE수용체에 결합, 이들 세포에서 화학전달물질이 방출되기 때문에 다양한 염증반응을 일으켜 조직을 손상시킨다. 바이러스나 병원균 등이 체내로 침입해 들어온 경우에는 면역반응이 항진돼 이런 외부의 적을 공격하기 위해 IgE나 IgE항체가 만들어진다. 그런데 무슨 이유에서인지 알레르기 환자에게서는 알레르겐에 대한 IgE항체가 다량으로 만들어지는 것이다.

　많은 연구가들의 연구에도 불구하고 알레르기를 충분히 억제하는 데에는 아직 성공을 거두지 못하고 있다. 알레르기는 다수의 면역담당세포의 기능이상으로 발생하기 때문에 약으로 치료하기가 매우 어렵다. 그래서 대증요법이 이루어지고 있을 뿐이다.

그런데 전해환원수나 천연환원수를 일상적으로 음용함으로써 알레르기 증상이 경감됐다는 임상보고가 다수 있다. 우리 연구실에서도 인간호염기구세포를 이용해 IgE자극에 의한 히스타민방출을 조사하는 알레르기반응모델계를 구축, 전해환원수의 알레르기반응 억제효과를 조사하고 있다. 염증반응에는 반드시 활성산소가 관여하기 때문에 활성산소소거능을 가진 환원수는 알레르기 억제에 높은 효과를 보일 것으로 기대된다.

: **완전히 실명한 사람이 시력을 회복했다**

망막색소변성증이라는 질병이 있다. 망막의 세포가 변성해 사멸함으로써 시야가 점차 좁아지다가 50~60세 안에 거의 실명을 하는 질병이다. 유전병으로 치료법은 없다. 그런데 환원수를 음용하자 망막색소변성증의 증상이 현저하게 개선되었다는 보고뿐 아니라 완전히 실명한 사람이 다시 시력을 회복했다는 놀라운 사례가 있다.

2002년 6월, 미국에서 열린 학회에서 전해환원수의 암 억제효과에 관해 발표했을 때, 캘리포니아의 로렌스버클리국립연구소와 텍사스 대학 샌안토니오 캠퍼스의 노화연구로 유명한 연구가를 방문해 환원수 연구에 관한 토론을 실시했다.

또 세계 최대의 연구소인 미국국립위생연구소(NIH)의 미국국립안연구소(NIE)에서 환원수 연구에 관한 강연을 할 기회를 얻었다. 사실 그 연구소에서 연구하는 대상이 망막색소변성증이었다. 그곳의 연구가가 "망막색소변성증은 과산화지질에 의한 장애로 망막세포가 죽는 질병입니다. 망막세포는 죽기 전에 기능부전에 빠지는 경우가 흔히 있는데 그런 세포가 환원수 때문에 활성산소가 제거되면서 기능을 회복했기 때문에 시력이 회복되었을 가능성이 있습니다"라고 말했다.

실제로 도쿄대학 대학원 신영역창성과학연구과의 연구실에서는 망막의 배양세포를 이용해 천연환원수가 망막세포 내의 활성산소를 제거, 지질의 과산화를 억제한다는 사실을 밝혀냈다.

건강한 사람이라도 환원수를 마시고 시력이 향상됐다는 보고도 많다. 끊임없이 빛에 노출되어 있기 때문에 엄청난 산화스트레스를 받고 있는 눈의 세포에 환원수는 특히 바람직한 영향을 끼치는지도 모른다.

: 에이즈 특효약으로써의 가능성

에이즈는 에이즈바이러스에 의해 면역반응에 중요한 작용을 하는 T세포가 사멸하면서 발생하는 후천성면역부전증이다. T세포가 인간T세포

백혈병바이러스에 의해 암으로 변하는 경우에도 후천성면역부전증이 발생한다. 에이즈바이러스가 증식하려면 활성산소가 필요하다고 알려져 있으며 에이즈 억제에 전해환원수가 효과를 보일 가능성이 있다. 실제로 미국의 대학 연구가가 전해환원수를 에이즈 특효약으로 특허신청을 했다는 이야기가 있다. 전해환원수를 마시는 것만으로 에이즈 발병을 억제할 수 있다면 얼마나 좋을까.

: 환원수가 피부의 얼룩을 없앤다

피부의 얼룩이나 주근깨 등도 결국 피부 안에 형성된 산화물, 노화의 일종이다. 어린 시절에는 자외선을 쬐어도 슈퍼옥사이드 래디컬을 제거하는 SOD라는 효소가 즉시 유도돼 방출되지만 30세를 지나면 이 효소가 유도되지 않기 때문에 피부에 산화장애가 남기 쉽다. 40~50세가 되면 피부에 그 사람의 실제 나이가 나타난다. 식생활이나 생활습관을 바르게 하고 적당한 운동을 해 나이보다 젊어 보이게 할 수는 있다. 또 주근깨나 주름이 있는 곳에 환원수를 뿌려주면 효과를 볼 수 있다. 환원수가 직접 피부로부터 흡수돼 피부세포의 신진대사를 활발하게 만들어 젊은 피부를 되찾게 해주는 듯하다.

: 장미가 오랫동안 싱싱한 이유

활성산소를 제거하는 전해환원수는 농업이나 식품공업에도 응용할 수 있다. 식물은 햇빛을 받으면서 광합성을 통해 전분을 합성한다. 낮에는 강한 자외선에 노출돼 있기 때문에 활성산소가 발생하기 쉬운데 활성산소를 제거하는 환원수는 식물 체내의 산화스트레스를 경감시켜 식물에 바람직한 영향을 끼친다. 따라서 생장촉진, 뿌리의 신장촉진, 과실의 생육촉진, 비나 햇살에 대한 내성부여, 병해충에 대한 내성부여 등을 기대할 수 있다. 단, 농업에는 다양한 요인이 관계돼 있기 때문에 전해환원수의 효용에 대해서는 확실한 연구에 근거를 둔 데이터축적이 필요하다.

우리는 커트플라워(장미)의 수명을 연장시키는 시험을 실시했다. 꽃꽂이에 이용하는 커트플라워는 출하 직후 목이 꺾이면 상품가치가 없다. 이런 식으로 목이 꺾이는 현상을 방지하는 약제가 개발됐지만 효과는 별로 없다고 한다. 장미꽃은 무겁기 때문에 쉽게 목이 꺾인다.

시판 중인 전해환원수 정수기를 이용하여 탈염소 처리를 한 수돗물과 그것을 전기분해한 전해환원수를 중화한 뒤에 장미꽃을 각각의 물에 담갔다. 수돗물 쪽은 사흘 뒤에 목이 꺾이는 현상이 발생하면서 꽃이 시들어 작아졌다. 한편 전해환원수 쪽은 목이 꺾이는 현상이 거의 발생하지 않았을 뿐 아니라 꽃송이도 여전히 생기 있는 상태였다. 이런 차이가 어디에서 오는지 주의 깊게 관찰했다.

● 커트플라워의 지속기간 실험. 3일 후

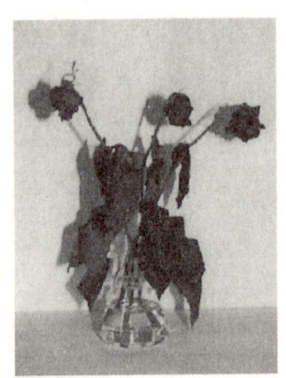
수돗물

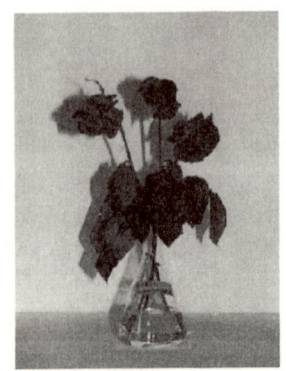
전해환원수

커트한 장미를 각각 수돗물과 전해환원수에 담갔다. 3일 후, 수돗물에 담근 장미는 목이 꺾이는 현상이 발생했지만 전해환원수 쪽은 싱싱함을 그대로 유지했다.

수돗물 쪽은 물이 즉시 하얗게 흐려졌다. 오랫동안 내버려두자 장미의 줄기에도 하얀 곰팡이가 자랐다. 그러나 전해환원수 쪽은 시간이 흘러도 투명한 상태를 유지했고 곰팡이도 생기지 않았다. 이 결과를 통해서 장미꽃이 오랫동안 시들지 않은 이유는 전해환원수에서는 물이 썩기 어렵고 곰팡이가 번식할 수 없었기 때문에 물을 빨아올리는 물관이 막히지 않아 목이 꺾이는 현상이 발생하지 않은 것이라고 추측할 수 있었다.

: 전해환원수가 썩기 어려운 이유

예로부터 좋은 물은 썩지 않는다고 한다. 가데크 박사는 노르데나우의 물은 퍼 올린 후에 특별히 살균 처리를 하지 않아도 7년이나 무균상태를 유지한다면서 신기하다고 했다. 우리는 그 이유를 조사하기 위해 전해환원수에 대장균을 넣고 대장균이 증식할 수 있는지 실험해보았다. 그러자 놀랍게도 세균 수가 적은 경우에는 대장균이 서서히 죽어간다는 사실을 알 수 있었다. 단, 세균 수가 많은 경우에는 살균효과를 보이지 않기 때문에 살균제 같은 강한 독성에 의한 것이라고 보기는 어려웠다. 그 이유는 아직 해명되지 않았지만, 나는 생물이 환경에 맞추어 분수를 지키면서 살아가는 것과 관계가 있을 것이라고 생각한다. 즉, 대장균에는 환원적 분위기의 물속인 경우에는 삶보다 죽음을 선택하는 구조가 갖추어져 있는 것인지도 모른다.

한편, 환원수를 마시면 장내 세균총이 변화하여 비피더스균처럼 좋은 균이 증식하고 클로스트리디움균$_{clostridium\ perfringens}$ 같은 부패균은 사멸된다는 사실이 실험을 통해서 밝혀졌다. 비피더스균을 마시는 것으로 장내 세균총을 바람직한 상태로 만드는 방법도 최근에 유행하고 있는데 음용을 중단하면 즉시 원래의 세균총으로 돌아간다.

그러나 환원수를 음용하여 증가한 비피더스균은 음용을 중단한 이후에도 즉시 원래의 상태로 돌아가지는 않는다. 환원수를 음용하는 것으로 장내 세균총이 근본적으로 변화하기 때문인지도 모른다. 위궤양이나 위암의 원인으로 알려져 있는 파일로리$_{pylori}$균은 위장 안에서 장기간 염증을 일으킨다. 그러나 환원적 분위기의 물속에서는 형태가 변해버려 독소를 만들 수 없게 된다. O-157같은 병원성대장균도 환원적 분위기의 물속에서는 독소를 만들 수 없을지도 모른다.

농업에서 환원수는 퇴비의 숙성을 촉진하거나 산성토양의 피해, 연작장애를 완화한다고 알려져 있다. 이런 현상도 환원수가 세균의 상태나 균의 생육균형에 영향을 끼친 결과로 발생하는 것인지도 모른다. 미생물에 대한 환원수의 영향을 조사하면 결실이 있는 성과를 기대할 수 있을 것이다.

식품의 부패는 부패균이 증식하기 때문에 발생한다. 전해환원수는 식품의 부패를 방지하는 데에도 도움이 되지 않을까.

인간은 자신의 상황에 맞춰 세균을 좋은 세균과 나쁜 세균으로 구분한다. 상황에 맞지 않는 나쁜 세균은 죽이려 하지만 자연으로부터 벗어난 인공적 환경에서는 균형이 무너질 경우에 오히려 다양한 바이러스나 병원균이 증식하게 될 수도 있다. 따라서 다양한 생물과 공생한다고 생각하는 것이 더 바람직할 것이다.

: 전해환원수의 효용과 법률

지금까지 전해환원수가 활성산소를 제거하는 물이며 다양한 질병을 예방하고 개선하는 데에 효과를 보일 가능성이 있음을 설명했다. 여기에서 주의해야 할 점은 전해환원수의 효능·효과와 법률의 관계다. 인체에 대한 효능·효과를 이야기하는 것은 약사법에 의해 엄격하게 제한돼 있다. 하나의 의약품을 개발하는 데에는 엄청난 돈과 긴 시간이 필요하다. 그런 만큼 유효성분 및 그 작용기구의 해명과 안전성 시험이 요구된다. 전해환원수는 다섯 가지 효능·효과(만성설사, 소화불량, 위장 내 이상발효, 제산, 위산과다)에 대해 인정을 받았다. 그러나 그 밖의 효용, 특히 이 책에서 내가 설명한 대부분의 사항은 모두 연구단계의 이야기이며 엄밀한 임상시험에 의해 인체에 대한 효용을 인정받은 것은 아니다. 이 점을 오해하지 않기 바란다.

알칼리이온정수기협의회에서는 약사법 및 의약품 등 적정 광고기준에 근거해 적절한 판매·광고를 지도하고 있다. '건강에 좋은 물' 정도의 표현은 허락되지만 효능·효과를 인정받은 사항 이외의 병명을 언급하는 행위는 안 된다. 예를 들면 '암에 효과가 있다' '당뇨병에 효과가 있다' '아토피가 치유된다'는 식의 표현으로 제품을 판매하는 행위는 인정되지 않는다. '놀라운 물' '마법의 물' '최고의 물'이라는 표현도 금지돼 있다. '체질을 개선할 수 있다'는 표현 역시 사용할 수 없다. 국가가 인정한다거나 병원에서 효과가 증명됐다거나 의료효과가 뛰어난 물, 미용효과가 높은 물이라는 표현도 인정을 받을 수 없다. 따라서 이런 표현을 하면서 제품을 판매하는 업자가 있다면 경계해야 한다.

그렇다면 전해환원수의 효능·효과는 현재 인정을 받고 있는 위장 내 부정수소 질병에만 한정돼 있는 것일까. 나는 그렇지 않다고 생각한다. 그 밖의 질병 개선에도 효과가 있는지 그렇지 않은지는 앞으로 충분한 기초연구와 임상시험의 결과가 축적돼가는 과정에서 명확해질 것이다. 만약 질병 치료에 효과적인 물이라는 사실이 입증된다면 의약품으로 인정을 받을 수 있도록 신청을 하는 것도 좋은 방법이다. 그렇게 하면 당당하게 질병 치료에 이용할 수 있다. 법률이 먼저 존재하고 그 후에 연구가 존재하는 것이 아니라 연구가 먼저 성과를 거두고 그 후에 법률이 만들어지는 것이다.

우리 연구가들은 연구 결과 특정 질병에 효과가 있다는 사실을 증명할 수 있었다는 표현을 하는 경우가 있다. 이는 증명에도 시험관내, 동물실험, 임상시험 등 다양한 단계가 있다는 사실을 연구가들 사이에서 암묵적으로 양해하고 있다는 것을 전제한 표현이다.

그렇다면 전해환원수를 이용하는 일반 소비자는 어떻게 생각해야 좋을까. 업자가 효능·효과를 이야기하는 것은 엄격하게 제한돼 있지만 소비자가 스스로 정보를 입수하고 공부해 자기책임 아래에서 좋은 물을 선택하는 것은 자유다. 이미 좋은 물이 있는데 굳이 연구 결과가 명확해질 때까지, 또는 국가의 법률이 완성될 때까지 앉아서 기다리고 있을 필요는 없다.

또 전해환원수나 기능수를 반드시 의약품이라고 생각할 필요는 없다. 물은 살아가는 데 없어서는 안 되는 물질이므로 같은 물을 마신다면 당연히 건강에 좋은 물을 선택해야 한다. 질병에 걸리면 의사를 찾아가야 하고 약도 필요하다. 그러나 질병은 본래 스스로의 능력으로 치유되는 것이다. 의사나 약은 천성적으로 갖추어져 있는 환자의 능력을 이끌어내는 데 도움을 주는 존재에 불과하다. 물은 질병을 예방하고 건강을 유지하기 위해 매우 중요한 물질이라는 사실을 이해하고 환원수를 적절하게 이용하면 된다.

: 흐르는 물은 살아 있다

물은 인체 내부를 끊임없이 흐르고 있다. 이것은 심장의 펌프에 의해 혈액이 흐르고 있기 때문인데 흐르는 물은 소변이나 땀, 피부나 호흡에 의한 증산작용을 통해 몸 밖으로 배출된다. 따라서 신선한 물을 끊임없이 보급하지 않으면 우리의 몸은 메말라버린다. 인체는 물이 상류에서 흘러내려와 하류로 흘러가는 일종의 강이라고 생각할 수 있다. 흐르는 물은 형태를 만들 수 있다. 생물계에는 나무줄기의 소용돌이 무늬, 잎의 유선형, 꽃의 형태 등 흐르는 물의 모습과 유사한 형태들이 얼마든지 있다. 사막의 내부를 흐르는 구불구불한 강의 모습은 혈관의 모습과 비슷하다. 정지해 있는 물에 호스를 집어넣고 물을 퍼 올리면 움직이는 물은 마치 생물처럼 보인다. 해파리는 99퍼센트 이상이 물이지만 살아 있는 생물이다. 심장의 형태를 만드는 데에 흐르는 물의 소용돌이가 중요한 역할을 담당한다는 연구가 2002년 1월호《네이처》의 표지를 장식했다.

해파리는 죽으면 즉시 물로 돌아간다. 이런 점에서 물은 생명 그 자체일지도 모른다는 느낌이 든다. 우리는 그 중요한 물을 오염시켰다. 그리고 지금 그 보복을 받고 있는지도 모른다.

: 양수가 깨끗하게 바뀌는 기적

태아는 어머니 뱃속에서 양수의 보호를 받으며 성장한다. 이 양수의 조성은 40억 년 전 원시해양의 조성과 같다고 한다. 따라서 태아는 지구에 생명이 탄생했을 무렵의 바다라는 요람 안에서 진화과정을 밟으며 인간으로 성장하는 것이라고 말할 수 있다.

하지만 그 소중한 요람인 양수가 대도시 임신부일수록 오염돼 있다. 양수나 모유는 어머니 몸속의 유해한 물질을 배설하는 장소다. 태아 시기에는 방사선이나 화학물질에 매우 약해서 유전자나 세포에 손상을 받아 질병을 일으킬 수 있는 씨앗을 가지고 태어나기 쉽다. 오염된 양수라면 태아는 위험에 노출된 것과 같다. 하지만 환원수를 마시는 임신부의 양수는 매우 깨끗하고 투명해 건강한 아기를 낳게 된다.

최근 젊은이들에게서 알레르기 증상이 급증하는 이유도 양수의 환경오염 때문일 수 있다. 산부인과 의사들은 이 부분을 조사해볼 필요가 있다. 질병은 화재와 같아서 일단 불에 타버리면 원래의 상태로 되돌아오기 어렵다.

환원수의 본래 역할은 질병 예방이다. 태아 시기에 변이로부터 유전자를 보호하고 질병의 근원을 차단하는 것이 궁극적인 예방법이다.

: 물의 마음에서 배운다

교육연구가인 모모세 아키쓰구(百瀨昭次) 씨는 《물의 마음과 행동철학》에서 평생 물 연구를 한 독일의 유체역학자 테오도르 슈벵크(Theodor Schwenk)의 《카오스의 자연학》에 등장하는 말을 다음과 같이 소개했다.

"물은 근원적 생명요소이며 가능하기만 하다면 어떤 경우에도 죽음의 영역에서 생명을 구출해낸다. 활동적 안정을 잃고 병에 걸린 모든 물질에게 물은 거대한 치유수단이다. 식물이나 동물, 나아가 인간이 필요로 할 때 아무런 의심도 없이 즉각적으로 그에 응하여 모습을 바꾸면서 중개자로서의 역할을 다한다. 그 후에는 다음의 창조에 대비해 조용히 물러난다. 그 본질은 순수하면서 무구하고 모든 것을 순화시키고 재생시키며 상처를 치유해 힘을 불어넣어 주고 재생시켜 정화하는 능력을 가지고 있다."

인체의 세포는 자신보다 전체를 우선시하는 윤리로 관철돼 있다. 윤리적 심리를 가장 잘 표현해주는 것이 물이라고 생각한다. 내가 좋아하는 실천윤리 중에 이런 말이 있다.

"물만큼 모든 것을 있는 그대로 수용하고 모든 것에 순수하게 따르는 존재는 없다. 우리도 물처럼 자신의 마음을 인내하고 기린다면 그 마음은 '진실'로 나타나 위로는 '존경', 아래로는 '사랑'이 되어 외부에 작용할 때에는 '공적', 내부에 머무를 때에는 '평안'이 된다."

물 연구를 통해 물의 마음이 얼마나 중요한지 생각하게 되었다. 물을 단순한 물질이며 돈벌이의 대상이라고 생각해서는 안 된다.

전해환원수나 세계에 흩어져 있는 기적의 물은 물의 소중함을 인류에게 깨닫게 하기 위한 대자연의 조치인지도 모른다. 많은 사람이 물의 마음을 깨닫고 물에 감사하게 됐을 때 21세기는 멋진 생명의 세기가 될 것이다.

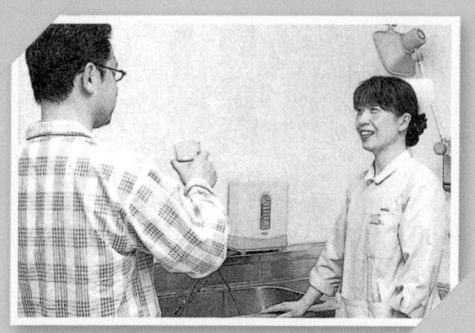

교와(協和)병원에서는 누구나 자유롭게 전해환원수를 마실 수 있다.

4장
의료 현장에서 증명된 힐링 워터의 효능

HEALING WATER

: 물을 바꾸는 것 정도로 무엇이 변할까?

내가 전해환원수를 처음 만난 것은 1985년 2월이었다. 지인의 집에서 우연히 전해환원수를 마셔본 것이 처음이었다.

그때는 단순히 '맛있는 물'이라는 느낌에 가볍게 놀랐을 뿐, 이렇게까지 오래도록 관계를 가지게 되리라고는 생각하지도 못했다. 물론 이 물을 치료에 사용하게 될 것이라는 생각도 없었다. 물에 대해 특별한 관심을 가지고 있지 않았고 아는 것도 없었다.

치료에 사용하게 된 직접적인 계기는 전해환원수를 마신 후 다양한 체험을 했기 때문이다. 함께 전해환원수를 마시기 시작한 병원직원 T씨의 지병이 놀라울 정도로 개선되었다는 점도 큰 충격이었다.

솔직히 말해서 처음에는 전해환원수를 믿을 수 없었다. '물을 바꾸는 정도로 무엇이 변하겠어'라는 생각이었다. 특히 몇 리터나 되는 물을 마시겠다는 생각은 전혀 없었고 식사를 준비하는 물만 바꾸면 되지 않을까, 하는 정도로 생각했다. 하지만 T씨는 당뇨병을 앓고 있었기 때문에 전해환원수를 마심으로써 병을 낫게 하고 싶다는 의지가 매우 강했다. 즉, 전해환원수에 대한 의욕이 나와는 전혀 달랐다. T씨는 직장에도 물을 담아 가지고 다닐 정도여서 물을 바꾼다는 것이 이 정도까지 철저해야 하는 것인지 놀랐을 정도다.

: 내가 경험한 전해환원수의 효능

T씨는 우리 병원에서 병원차를 운전하는 기사였다. 또한 우리 병원에서 당뇨병 치료를 받는 환자이기도 했는데, 치료를 받으면서 전해환원수를 마시기 시작했다. 약 2주일 후 혈당치가 눈에 띄게 내려갔고 소변에도 당이 섞이지 않았다.

그의 주치의는 그가 전해환원수를 마시고 있다는 사실을 몰랐다. 약도 이전과 같은 약으로 처방했다. 그런데 지금까지는 전혀 컨트롤되지 않았던 당뇨병이 물을 바꾼 것만으로 혈당치가 내려가고 당도 전혀 떨어지지 않게 된 것이다.

증상이 너무 눈에 띄게 개선되자 나는 오히려 '믿을 수 없군. 우연일 거야' 하고 생각할 정도였다. 그 후에도 그는 전해환원수를 계속 마셨다. 두세 달 정도 지나자 확실히 건강해졌다. 지금까지 본 적이 없을 정도로 얼굴색이 좋아진 것이다.

이것이 이른바 내가 경험한 사례 1호다. 그는 그 후에도 더욱 건강을 회복해 63세의 나이에 병원을 퇴직했고 지금도 건강하게 활동하고 있다.

: 전해환원수를 마시면서 설사가 낫고 대변의 냄새가 사라졌다

T씨는 "당뇨병이 나은 것은 이 물 덕분입니다"라고 말한다. 하지만 지금까지 본 적이 없을 정도로 건강해진 T씨를 보고도 나는 아직 물의 효과를 확실하게 인정할 수 없었다. 내가 병에 걸렸던 것은 아니어서 전해환원수를 마시기 시작한 이후에 특별한 효과를 경험하지 못했기 때문이다. 차이가 있다면 술을 마시면 다음날 숙취를 느꼈는데 전해환원수를 마시기 시작한 이후부터는 숙취를 느끼지 않게 되었다는 정도였다.

가족에게도 무엇인가 변화가 없는지 물어보았다. 그러자 아내가 "그러고 보니 당신이 화장실에 다녀온 이후에도 화장실에서 냄새가 나지 않아요"라고 말했다. 듣고 보니 확실히 배변이 편했고 색깔도 좋아졌다.

전해환원수가 장내 이상발효를 개선한다는 점은 이론적으로 인정을

받은 것이다. 그러나 장 안에서 어떤 현상이 발생해서 그런 결과가 나오는 것인지는 모른다. 또 임상적으로 정말 좋은 결과가 나오는 것일까, 하는 의문도 있었다.

그 당시, 한 고등학생이 설사 증상을 호소하면서 병원을 찾아왔다. 신경성 증상으로 시험이 다가오면 특히 심해진다고 했다. 때문에 언제든지 화장실에 갈 수 있도록 통학을 할 때에는 급행전철을 타지 못한다고 했다. 병원에서 할 수 있는 일은 설사를 멈추게 하는 약이나 신경성 약을 처방하는 것 정도다. 그러나 이것은 일시적 억제효과일 뿐, 약을 먹지 않으면 다시 같은 증상이 되풀이된다. 그래서 혹시나 하는 마음으로 전해환원수를 권해보았다. 그러자 놀라울 정도의 효과가 나타났다. 2주일이 지나자 설사 증상이 완전히 나은 것이다.

: **전해환원수의 미지의 힘**

내가 전해환원수를 접한 지 얼마 지나지 않았을 무렵이다. 이전에 근무했던 병원에서 십이지장궤양 수술을 받은 Y씨가 우연히 교와병원을 방문했다.

증상을 물어보자 Y씨는 "수술을 한 뒤에 줄곧 설사가 이어지고 있습니다"라고 고통을 호소했다. 나는 깜짝 놀랐다. 이유를 정확하게 알 수 없었기 때문에 일단 전해환원수 정수장치를 빌려줄 테니까 자택에서 마셔보라고 제안했다. 마침 기업에서 "모니터를 해줄 수 있는 환자를 소개해주십시오"라며 정수기를 맡겨두었던 것이다.

얼마 지나지 않아 Y씨로부터 반가운 전화가 걸려왔다. "몇 년 동안 이어졌던 설사가 불과 2주일 만에 멈추었습니다"라는 연락이었다. Y씨는 즉시 새로운 전해환원수 정수기를 구입하기로 했다.

이런 상황이 생기면서 나는 전해환원수의 특별함을 생각해보았다. 대변 냄새가 사라지거나 설사가 멈추는 이유는 무엇일까. 어떤 메커니즘이 작용하는 것일까. 여기에서부터 나와 전해환원수의 본격적 관계가 시작됐다.

: **갓난아기 시절의 변을 보다**

현재의 장내 미생물학에서는 장 안에 '나쁜 세균'과 '좋은 세균'이라는 두 종류의 미생물이 존재한다고 생각한다. 그러나 신생아의 장 안에 있는 미생물은 젖을 소화하는 유산균이 대부분을 차지한다. 이른바 좋은 세균으로 불리는 장내 세균이다. 그런데 성인이 되면서 음식물이 바뀌면 육류를 분해하기 위한 세균이 증가하거나 나쁜 세균으로 불리는 부패균까지 증가해 유산균이 차지하는 비율이 점차 떨어진다.

전해환원수를 지속적으로 마시면 대변의 색깔이 바뀌고 악취도 사라진다. 오히려 갓난아기의 변에 가까운 상태로 돌아간다. 나는 이것이 어쩌면 전해환원수에 갓난아기 시절처럼 장내 유산균을 증가시켜서 컨디션을 개선하는 효과일지도 모른다고 생각했다. 모유밖에 먹지 않는 신생아의 변은 악취가 나지 않는다. 또 장내 이상발효를 개선하는 데에 전해환원수가 효과적이라는 사실은 이미 일본의 후생노동성에서도 인정한 상황이다.

: 세균의 균형이 돌아오면 신체의 균형도 되살아난다

장내 미생물의 전문가인 효고 의대의 시모야마 다카시下山孝 교수의 이야기를 들은 적이 있다. 시모야마 교수에 의하면 인체 내부에 있는 유산균은 산도를 통과할 때 어머니로부터 받은 것으로 사람들 각자가 다른 유전자를 가지고 있다고 한다. 어머니가 다르면 서로 다른 유산균을 가지게 된다는 뜻이다.

그래서 나는 전해환원수를 마시면 변이 갓난아기 때처럼 바뀌는 이유가 그 사람이 천성적으로 갖추고 있는 균이 증가하기 때문이 아닐지 생각했다. 그 사람에게 천성적으로 갖추어져 있는 유산균이 증가함으로써 본래 존재해야 할 세균의 균형이 돌아오기 때문에 몸도 건전한 균형을 되찾게 되고 질병이 개선되는 것이 아닐까.

　일반적으로는 요구르트와 같이 유산균 제품을 섭취하면 좋은 세균인 유산균이 증가한다고 한다. 하지만 이것은 어차피 남의 균을 빌린 것에 지나지 않는다. 천성적으로 갖추어져 있는 균을 증식시킬 수 없기 때문에 매일 음용해서 보충해야 하는 것이다. 하지만 전해환원수를 마시면 균이 외부로부터 남의 균을 빌리지 않더라도 천성적으로 갖추어져 있는 자신의 균이 증가한다. 이 편이 보다 강한 유산균을 증식시킬 수 있다.

　유감스럽게도 아직 이 가설을 증명할 수는 없었다. 그러나 후에 연구를 거듭하면서 전해환원수에 함유돼 있는 활성수소를 비롯한 그 효력, 장내 미생물이 활발하게 움직이게 되는 이유에 관한 지식을 얻을 수 있었다. 그 결과 지금까지 내가 체험을 통해 얻은 생각이 올바른 것이라는 점에 자신감을 얻었다.

: **체험이 우선되는 것이 본래 갖추어야 할 의료의 모습**

　가끔 의료관계자가 흥미를 보이면서 내게 전화를 걸어오는 경우가 있다. 대부분 일단 "그 물에 대한 문헌은 없습니까?"라는 질문부터 던진다. 하지만 교와병원에서 전해환원수를 사용하게 된 것은 전해환원수 안에 활성수소가 존재한다는 사실이 입증되기 전의 일이다. 이 물에 환원력이 있다는 사실을 알게 된 이후에 실천을 한 것이 아니다. 환자의 질병이 나아진다, 환자가 건강해진다는 체험이 우선이고 그것이 가장 중요하기 때문에 실천해왔던 것이다.

생각해보면, 원래 의학이라는 것도 가까운 사람이 병에 걸려 고통받고 있는 모습을 보고 어떻게 해야 도움을 줄 수 있을까 하는 생각에서 시작된 것이다. 체험이 우선인 셈이다. 처음에는 여러 가지 실패도 경험할 수 있다. 많은 시행착오를 겪으면서 점차 형태를 갖추어왔다. 그리고 끊임없이 수정을 하면서 지금도 의학은 진보하고 있다. 내가 지금까지 지나온 길은 언뜻 보면 현대의료에 역행하는 행위로 보일 수도 있다. 그러나 이것이야말로 의료의 원점이기도 하며 본래 의료가 걸어야 할 자연스러운 길이다.

: 전해환원수가 초래한 다양한 증상 개선 사례 5가지

물을 전해환원수로 바꾼 것만으로 난치병이라고 불리는 질병들이 개선되고 많은 환자가 건강을 되찾았다. 지금까지 그런 사례는 헤아릴 수 없을 정도로 많이 축적됐다. 여기에서 그 일부 사례를 소개하고자 한다.

> **사례1**

당뇨병성 괴저를 극복해 다리 절단을 모면한 I씨(남성·53세)

: 무릎 아래부터 절단을 해야 한다는 선고를 받고 한 가닥 희망을 걸고 내원

가나가와에 살고 있는 I씨가 당뇨병이라는 진단을 받은 것은 약 30년 전이다. 그 당시에는 특별히 이렇다 할 치료를 받지 못하고 방치했다. 그러다가 1997년에 인슐린 치료를 시작했다. 그러나 증상은 계속 진행돼 2001년 11월에는 왼쪽 눈의 출혈, 12월 말경부터는 오른쪽 네 번째 발가락에 작은 괴저가 발생하더니 오른쪽 다리 전체로 퍼져나갔다. 우리 병원을 방문한 2002년 3월에는 오른쪽 다리가 퉁퉁 부어올라 있었고 여기저기에서 고름이 나오는 상황이었다. 엑스레이를 찍어보니 뼈가 녹아 있는 모습을 분명하게 확인할 수 있었다. I씨는 약 한 달 전, 다른 병원에서 "발끝의 뼈가 괴저를 일으킨 상황이기 때문에 무릎 아래를 절단해야 합니다"라는 선고를 받았다고 했다.

I씨와 함께 온 부인이 "선생님, 남편을 포기하지 않아서 정말 감사드려요"라고 울먹였다. 다른 병원에서는 회복이 불가능하다고 포기한 상태였기 때문이다. 그렇게 말하는 부인 옆에서 I씨는 매우 침울한 모습으로 앉아 있었다. I씨는 다리를 절단하고 싶지 않다고 했다. 그래서 지푸라기라

도 잡고 싶은 생각으로 우리 병원을 찾아왔다.

현재의 의학 수준에서는 아무리 인슐린으로 혈당을 컨트롤해도 근본적 치유가 불가능하다. 괴저를 일으킨 상태라면 문제가 되는 부분을 절단하는 방식이 주류였다. 아직 혈액순환이 순조롭게 이루어지는 부위를 남겨두어야 의족 등의 대처를 하기 쉽기 때문이다. 그러나 환자의 입장에서 그런 말을 들으면 아무리 엑스레이 사진을 보여준다고 해도 놀라움과 두려움을 느낄 수밖에 없다. 절단해야 한다는 말을 듣고 우리 병원을 찾아오는 경우가 많다.

: 물을 바꾼 것만으로 4개월 뒤에 걸을 수 있을 정도로 회복

I씨는 내원을 한 이후 하루에 4~5리터의 전해환원수를 마시는 것 이외에 특별히 다른 치료를 하지 않았다. 당뇨를 컨트롤하기 위해서는 인슐린이 필요하기 때문에 이전의 병원에서와 마찬가지로 인슐린은 사용했다. 혈당치는 내원했을 때부터 비교적 쉽게 컨트롤됐는데 전해환원수를 마시게 되면서 인슐린의 양이 점차 감소했다. 인슐린의 양이 처음의 4분의 1정도로 줄어들었다. 그리고 녹아서 얇아져 있던 다리의 뼈도 점차 원래의 형태를 되찾기 시작했고 부기도 빠져 고름도 나오지 않게 되었다. 내원한 지 4개월 뒤에는 원래의 상태로 돌아올 정도로 회복했다.

● 사례1: I씨. 당뇨병성 괴저

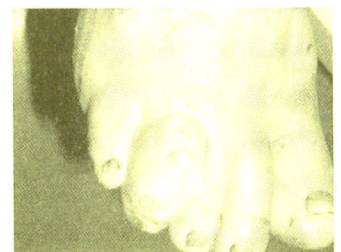
초진 당시

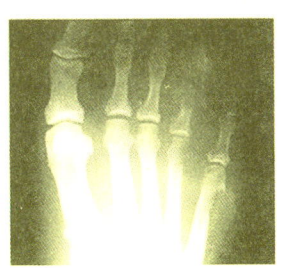
초진 당시의 엑스레이 사진

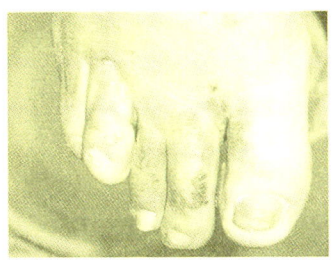
약 4개월 후

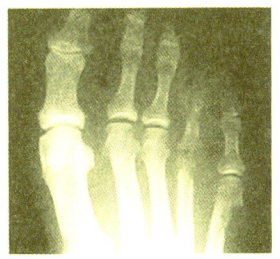
약 4개월 후의 엑스레이 사진

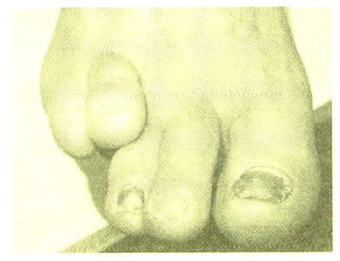
약 9개월 후

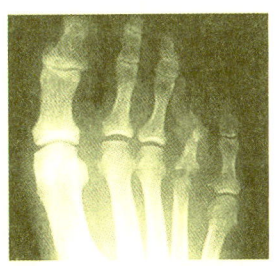
약 9개월 후의 엑스레이 사진

나는 전해환원수를 알기 전에는 당뇨병 때문에 괴저를 일으킨 환자의 다리는 절단하는 방식으로 치료했다. 지금도 절단할 수밖에 없는 경우도 있다. 하지만 절단하는 장소는 가능하면 국소적으로 제한하고 있다. 무릎 아래를 모두 절단하는 경우는 거의 없다.

전해환원수를 마시는 것만으로 녹아 있던 뼈까지 회복되는 이유는 무엇일까. 아마 혈액이 맑아지면서 혈액순환이 좋아져 증상이 개선되기 때문일 것이다. 그러나 그 이상의 이유는 아직 확실히 알 수 없다. 반년 전, 무릎 아래를 절단해야 한다는 선고를 받은 I씨는 전해환원수를 마시고 건강을 되찾아 지금은 자신의 두 다리로 건강하게 걸어 다니고 있다.

사례2

만성 C형 간염이 1년 반 만에 치유된 N씨(남성·60세)

∶ 장기전을 각오하고 전해환원수에 도전

N씨가 우리 병원을 찾아온 것은 내가 전해환원수를 만난 지 1년 후의 일이었다. 우리 병원을 찾아왔을 때, N씨는 정신적으로 매우 지쳐 있는 상태였다. 그는 8년 전에 사고를 당해 내장파열 수술을 받았는데 그때의 수

혈이 원인이 되어 C형 간염에 걸렸다고 했다. 우리 병원을 방문하기 전에 다른 병원에서 "이건 평생 안고 가야 하는 질병입니다. 언젠가 간 경변으로 발전할 수도 있고 암으로 발전할 수도 있습니다"라는 선고를 받았다.

그래서 나는 일반적으로 실시하는 점적과 내복약을 이용해 치료를 시작했다. 그리고 물을 바꿔보기로 했다. 전해환원수를 만난 지 이제 1년 남짓 지난 시점이었기 때문에 설득력 있는 설명은 할 수 없었다. 하지만 물의 효과에는 어느 정도 믿음이 있었기 때문에 N씨에게 자신감을 심어줄 수 있는 계기로 활용한 것이다.

: 평생 안고 가야 한다는 질병이 1년 반 뒤에 정상으로

상태가 그대로 이어지던 6개월 후, N씨는 스스로 점적을 그만두고 싶다고 말했다. 검사 데이터를 볼 때 아직 정상치로 돌아온 것이 없었지만 특별히 문제는 없을 것이라 판단해 점적을 그만두기로 했다. 그리고 다시 6개월이 지나자 이번에는 내복약도 먹지 않겠다고 말했다. 그 당시에는 간 기능검사 결과도 일부를 제외하고는 거의 정상으로 돌아와 있었고 얼굴색이나 윤기도 매우 좋아져 겉으로 보기에도 확실히 개선됐다는 사실을 알 수 있었다. 그래서 본인도 약을 더 이상 먹지 않겠다고 말한 것 같다. 회복이 너무 빨라 수치가 미처 따라잡지 못했던 것이다. 그리고 다시

● 사례2: N씨. 만성 C형 간염의 간 기능검사 결과

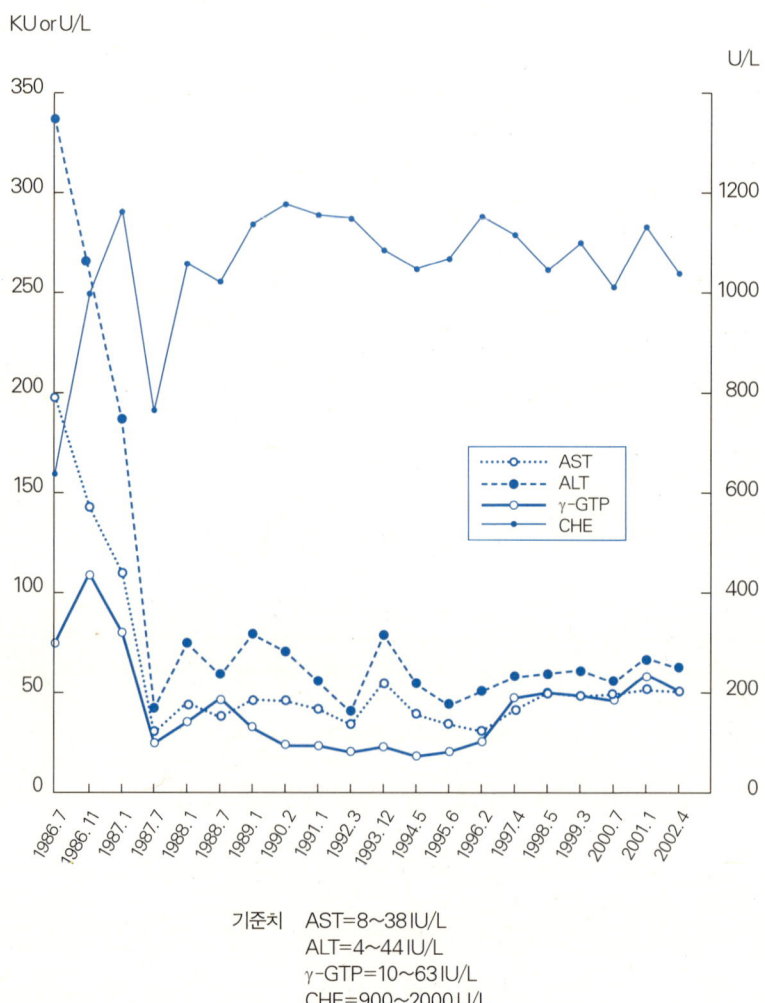

기준치   AST=8~38 IU/L
         ALT=4~44 IU/L
         γ-GTP=10~63 IU/L
         CHE=900~2000 U/L

전해환원수를 마시기 시작한 지 1년 반 후에 간 기능검사 결과가 거의 정상으로 돌아왔다.

6개월 후, 불규칙했던 수치도 정상을 가리키게 됐다. 결국 N씨는 입원한 지 1년 반 후에 멋지게 건강한 몸을 되찾았다.

퇴원 후 N씨는 매년 두 차례씩 정기검진을 받으러 온다. 올해는 희수를 맞이했는데 수치는 여전히 정상이다. 이전보다 훨씬 활발해진 모습을 보면, 암으로 발전할지도 모른다는 말을 듣고 풀이 죽어 있던 첫 만남의 모습을 털끝만큼도 찾아볼 수 없다.

사례3

난치병이라고 불리는 궤양성 대장염이 8년 만에 치유된 S씨(남성·44세)

: 국가에서 치유할 수 없다고 인정한 질병

궤양성 대장염은 대장에 수많은 궤양이 발생해 복통, 설사, 점혈변을 주요 증상으로 한다. 좋아지기도 하고 나빠지기도 하는 상태를 되풀이하는 특정질환으로 발병 연령은 대개 20대 청년이다. 스테로이드 등의 다양한 약물이 사용되지만 좀처럼 낫지 않고, 대장암을 유발시킬 위험성도 있다.

S씨가 이 병을 진단받은 것은 29세 때인 1987년이었다. 그 1년 전, S씨

는 변을 보다가 출혈이 있어서 병원을 찾아갔는데 치질 진단을 받았다. 하지만 시간이 지나도 회복될 기미가 보이지 않아 두 달 후 규모가 큰 다른 병원을 찾아갔다. 그러자 직장염이라는 진단이 내려졌고 약도 처방을 받았다. 하지만 해가 바뀔 무렵에는 출혈뿐 아니라 점혈변도 나왔고 날이 갈수록 설사가 심해지더니 마침내 하루 10회 이상, 한밤중에 잠을 자다가도 몇 번이나 자리에서 일어나 화장실로 달려가야 하는 상태로 발전했다. 정신적으로도 상당히 지쳐버렸다. 증상이 너무 심해서 내시경검사를 받아보기로 했는데 그때 궤양성 대장염이라는 진단을 받게 됐다.

: 8년 동안의 노력이 결실을 맺어 마침내 약을 끊게 됐다

우리 병원을 방문한 것은 궤양성 대장염이라는 진단을 받은 이듬해인 1988년 10월이다. 내원을 하자마자 스테로이드 사용을 중지하고 그 밖의 약을 병용하면서 전해환원수를 마시게 했다. 이 질병은 증상이 매우 나빠지는 증악기增惡期, stadium incrementi와 비교적 좋아지는 관해기寬解期, stadium decrementi가 교대로 찾아오는 특징이 있다. 보통은 증악기가 찾아올 때마다 악화돼 진행되는 매우 성가신 질병이지만 우리 병원을 방문한 이후부터는 증악기가 한 번도 찾아오지 않았다. 처음에는 점혈변이 계속됐지만 증상이 더 나빠지지는 않고 서서히 개선되었다.

S씨가 치료를 시작했을 때는 내가 전해환원수를 알게 된 지 얼마 지나지 않은 시기였다. 그래서 전해환원수에 대한 지식이 별로 없었다. 그래도 S씨는 하루에 3~4리터의 전해환원수를 지속적으로 음용했고 열심히 노력했다. 여기에 모든 것을 걸겠다는 의욕적인 자세가 내게도 힘이 됐다. 나는 물에 관한 지식을 얻을 때마다 즉시 S씨에게 전해주었다. S씨도 그에 응하여 끈기 있게 따라와주었다.

난치병인 만큼 이 질병의 특효약이라고 불리는 약을 전혀 사용하지 않게 되기까지 8년이라는 세월이 걸렸다. 지금은 약을 전혀 사용하지 않는다. 그가 복용하는 것은 전해환원수뿐이다. 지금도 매년 검사를 받고 있지만 아무런 이상 없이 평범한 일상을 보내고 있다.

사례4
부작용 때문에 색소침착을 일으킨 아토피성 피부염 환자 M씨(여성·18세)

: 스테로이드제를 지속적으로 사용한 결과로 발생한 심각한 증상

어린 시절부터 줄곧 아토피성 피부염 때문에 고통을 받아 온 M씨가 처음으로 우리 병원을 방문한 것은 1994년 11월이었다. M씨는 이미 얼굴

부터 등에 걸쳐 발진과 색소침착이 보였고 피부도 상당히 굳어 있었다. 오랜 세월 스테로이드제를 사용했기 때문에 발생한 결과였다.

　아토피성 피부염 치료에 사용되는 스테로이드제는 처음에 작용이 약한 것이 사용되지만 사용하는 동안에 점차 효과가 약해지기 때문에 서서히 작용이 강한 것으로 이행된다. 그러나 장기간에 걸쳐 스테로이드제를 지속적으로 사용하면 국소적 부작용으로서 색소침착이나 피부의 경화가 발생한다. 극단적인 경우에는 악어 피부처럼 단단한 피부로 변하는데 이렇게 되면 더 이상 약을 발라도 아무런 효과가 없는, 치유하기 어려운 상태에 이른다.

∶ 입원한 지 4개월 후에 밝은 얼굴로 퇴원

　M씨도 더 이상 나빠질 수 없을 정도의 심한 상태로 찾아왔다. 즉시 입원을 시키고 스테로이드제를 중단했다. 그리고 전해환원수를 마시게 했다. 색소침착은 스테로이드제에 의한 피부의 얼룩이다. 본래는 매우 고치기 어려운 증상이지만 지금까지 전해환원수를 마시고 흔적도 없이 사라지는 사례를 많이 봐왔기 때문에 망설임 없이 전해환원수를 권한 것이다.

　스테로이드제를 중지하면서 발생하는 리바운드도 없이 경과는 매우

● 사례4: M씨. 아토피성 피부염

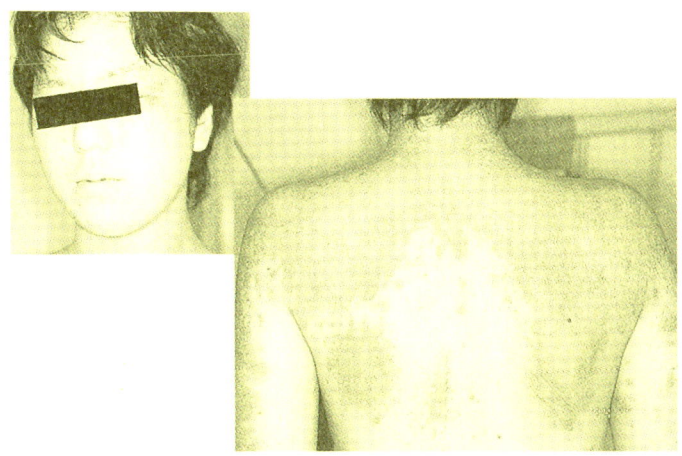

입원 당시

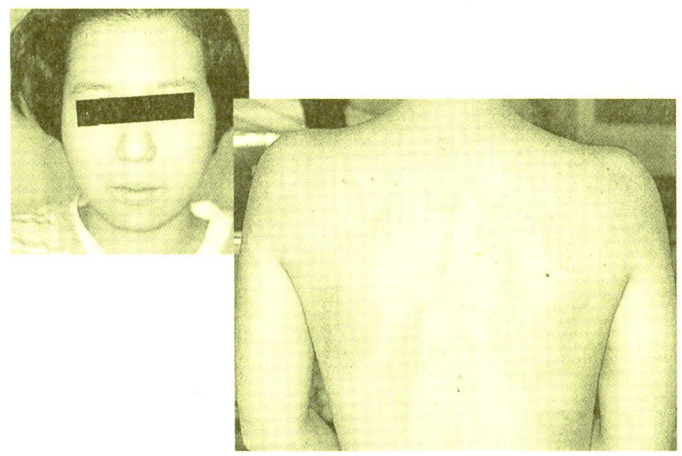

퇴원당시(약 4개월 후)

순조롭게 진행되었고 M씨도 하루에 4~5리터의 전해환원수를 마시는 데에만 전념했다. 4개월 후에는 거칠고 딱딱했던 피부가 부드럽게 돌아왔고 퇴원할 수 있을 정도까지 회복됐다. 아직 색소침착의 흔적이 약간 남아 있기는 했지만 퇴원 후에도 전해환원수를 음용하면 언젠가 사라질 것이기 때문에 걱정은 하지 않았다. M씨는 18세다운 밝은 얼굴을 되찾아 병원을 나갔다.

지금까지 색소침착이나 피부의 경화는 쉽게 치유되지 않고 평생 남는 것이라고 여겨졌다. 그러나 전해환원수를 마시는 것만으로 피부가 복원되는 것을 보고 자연치유력이 얼마나 대단한 힘을 가진 것인지 새삼 실감할 수 있었다.

사례5

불과 3개월 만에 사회에 복귀한 당뇨병성 괴저환자 E씨(남성·49세)

: 사활이 걸린 문제라고 말할 수 있는 충격적 선고

E씨가 처음 당뇨병이라는 진단을 받은 것은 1997년의 일이었다. 그 후 한동안은 이렇다 할 치료를 하지 않았다. 그러다가 증상이 점차 진행되

● 사례5: E씨, 당뇨병성 괴저

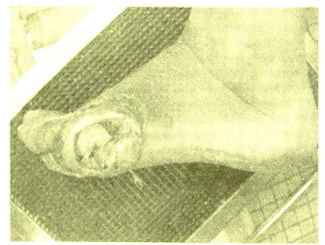
초진당시

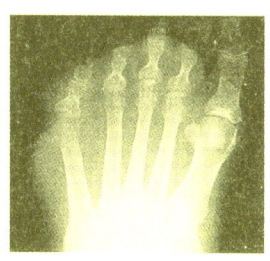
초진당시의 엑스레이 사진

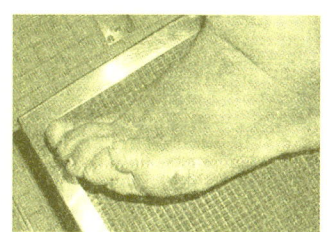
약4개월 후

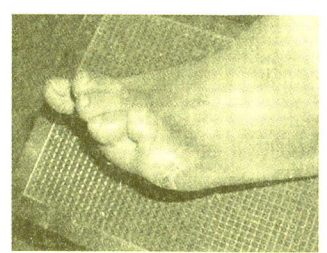
약6개월 후

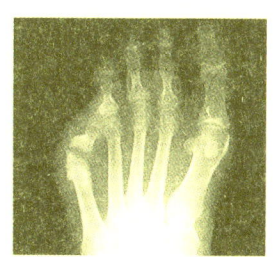
약6개월 후의 엑스레이 사진

면서 2000년 이후부터 내복약을 이용한 치료를 시작했다고 한다.

하지만 2002년 9월, 왼쪽 새끼발가락이 부어올라 통증이 느껴지더니 화농이 생기면서 고름까지 나오게 됐다. 통증은 날이 갈수록 심해졌다. E씨는 어쩔 수 없이 서둘러 병원을 찾아갔다. 그리고 의사로부터 "왼쪽 발목부터 아래쪽을 절단해야 합니다"라는 선고를 받았다. 그 말은 마치 청천벽력 같은 충격이었다. 택시기사로 일하고 있는 E씨의 입장에서 볼 때 다리를 절단한다는 것은 사활이 걸린 문제였기 때문이다.

: **3개월 후 사회에 복귀**

E씨가 우리 병원을 방문한 것은 충격적 선고를 받은 지 열흘이 지난 후였다. 즉시 내복약을 이용한 치료를 시작함과 동시에 전해환원수를 마시게 했다. E씨도 어떻게든 빨리 회복하기 위해 하루에 5~6리터의 전해환원수를 마셨다. 그렇게 노력한 결과, 처음에 200 이상이었던 혈당치도 140~150mg/dl로 컨트롤할 수 있게 됐고 헤모글로빈 A_1C도 8.2에서 6.0퍼센트까지 내려갔다.

입원한 지 약 3개월 후에는 괴저도 상당히 축소됐기 때문에 통원하면서 치료를 받기로 했다. 입원 당시 익숙하지 않은 목발을 짚고 병원 복도를 걸어 다녔던 것이 거짓말 같았다. E씨도 한때는 포기하려 했던 사회

복귀가 가능해지자 매우 만족스러운 표정이었다. 퇴원을 한 지 한 달 후에 촬영한 엑스레이 사진에는 녹아서 얇아져 있던 뼈가 확실하게 제 모습을 되찾았다. 당뇨병에 의한 괴저가 완전히 완치된 것이다.

: 리바운드는 정상적 생체반응

환자에게 전해환원수 이야기를 하면 리바운드가 일어나지 않느냐는 질문을 받을 때가 있다. 지금까지의 임상에서 전해환원수를 마시기 시작하면 오히려 혈당치가 올라간다거나 혈압이 올라갔다. 콜레스테롤이 올라갔다는 사람도 몇 명 있었다. 그러나 이것들은 일시적인 현상으로 지속적으로 마시면 개인차는 있어도 분명히 개선되기 때문에 걱정할 필요가 없다.

지금까지 우리는 오랜 기간 수돗물이 중심을 이루는, 산화력을 가진 물을 이용해 생활해왔다. 그런데 이번에는 환원력을 가진 전해환원수로 바꾸는 것이므로 큰 차이가 있다. 나쁜 물에 익숙해진 체내에서는 장내 미생물뿐 아니라 신체의 구조 자체가 강한 산화력을 견디기 위해 열심히 노력한다. 그런데 이번에는 환원력이 있는, 생물에게 부담이 적은 물을 들여보낸다면 어떻게 될까. 잔뜩 버티고 있던 다리에 힘이 빠지는 순간 맥없이 구부러지는 것처럼 체내에서도 허탈감이 생기는 것이다. 마치 시험 전에 극도로 긴장하고 있던 학생이 시험이 끝나는 순간 열을 내는 것과 비슷한 현상이다. 그런 현상이 즉시 정상으로 돌아올지, 아니면 어느 정도 기간이 걸릴지는 확실하게 알 수 없지만 어떤 사람이건 반드시 리바운드가 사라진다.

전해환원수를 마시기 시작한 지 2주일 정도가 되면 장내 미생물이 가장 먼저 변화를 보인다. 지금까지의 임상결과에서도 많은 사람이 2주일 정도부터 컨디션 변화를 호소했다. 그러나 반년이나 1년, 또는 몇 년이 걸려 증상이 개선되는 경우도 있기 때문에 몇 개월 정도 시간이 걸리더라도 걱정할 필요는 없다. 한두 달 정도 마셔보고는 오히려 컨디션이 나빠졌다고 중단한다면 앞서 나타난 정상적 반응도 그것으로 끝나버린다. 리바운드는 건강한 신체를 되찾기 위한 일종의 세례로 받아들이는 것이 바람직하다.

:: 환자의 자유에 맡긴 치료방침

나는 물 치료라는 말을 좋아하지 않는다. 물에 관해 환자와 이야기를 나눌 때도 그런 용어는 절대로 사용하지 않는다. 물은 생명 활동에 필수적인 물질이기 때문에 그 물을 바꾸는 데에 특별히 조심해야 할 필요는 없다고 생각한다. 그리고 물은 약이 아니기 때문에 증상을 컨트롤하는 약은 특별한 부작용이 없다면 늘 병용해서 사용할 수 있다. 약은 그대로 사용하면서 물만 바꾸는 것이다. 결과적으로 약에서 해방돼야 비로소 질병이 나았다고 말할 수 있지 않을까.

입원환자의 경우, 환자가 특별히 원하지 않는 이상 기본적으로 전해환원수에 관한 설명은 일주일에 1회 정도로 정리해서 이야기한다. 결코 강요는 하지 않는다. 마시고 싶다고 말하는 환자에 대해서도 마시는 방법이나 양을 특별히 가르쳐주지는 않고 물이 있는 장소로 안내를 해주는 정도다. 환자 본인의 의사에 맡기는 것이다. 가정용 전해환원수 정수기가 병동마다 급탕실과 대기실에 한 대씩 설치돼 있기 때문에 누구나 자유롭게 마실 수 있다. 병원 주방에도 전해환원수 정수기를 설치해 식사를 준비할 때 모두 이 물을 사용한다. 결국 입원환자 대다수는 전해환원수를 마시고 있는 셈이다.

자택에서는 아무래도 그 양이 줄어 하루에 1~2리터를 마시는 것이 고작이겠지만, 입원을 하면 주변 사람들이 모두 전해환원수를 마시기 때문에 자연스럽게 더 많이 마시게 된다. 그 중에는 같은 병실의 환자와 경쟁을 하면서 5~6리터씩 마시는 사람도 있고 자기 체중의 20퍼센트 정도나 되는 양을 태연히 마시는 소녀도 있다. 내가 놀랄 정도다.

: 아무리 좋은 물이라도 마실 수 없는 사람이 있다

　전해환원수를 많이 마시면 체내의 물 흐름을 빠르게 해서 대사나 배설을 촉진시킨다는 장점이 있다. 쉽게 말하면 몸 밖으로 물이 나가는 것은 소변과 호흡, 땀이 있지만 들어오는 입구는 입밖에 없다. 몸 안으로 들어오는 양을 많이 늘리면 그만큼 많은 양이 배출된다. 그러나 신장기능이 나쁜 사람은 주의해야 한다. 인공투석을 하는 사람은 아무리 전해환원수라고 해도 주치의가 정한 양을 넘으면 안 된다. 물을 마셔도 소변으로 배설하기 어렵기 때문이다. 물이 고이면 부기가 발생하고 심장에 부담을 준다.

: 좋은 전해환원수 정수기를 선택하는 것도 건강회복의 중요한 열쇠

　자택에서 전해환원수를 이용할 때 주의해야 하는 것이 있다. 전해환원수 정수기를 선택하는 방법이다. 전해환원수 정수기를 선택하는 핵심은 환원력이 좋은 물을 얼마나 오랫동안 지속적으로 만들 수 있는가 하는 내구성에 있다.

　기계에 대해서는 잘 몰랐던 내가 어떤 임상경험을 계기로 매우 중요한 사실을 깨달은 적이 있다. 그 사례를 소개해보자.

약 10년 전의 일이다. 도쿄에서 변호사로 일하고 있는 중년 남성이 당뇨병을 치료하기 위해 전해환원수로 바꾼 이후 순조롭게 회복을 보이고 있었다. 그런데 반년 정도 지나자 증상이 원래의 상태로 악화되었다는 연락이 왔다. 여전히 환원수를 마시고 있고 양도 바뀌지 않았다. 자택에 설치한 정수기도 구입한 지 반년밖에 지나지 않았기 때문에 고장이 났을 리도 없다면서 의아해했다.

물에 문제가 있다는 생각에 병원에 입원시킨 뒤 매일 혈당치를 측정하면서 자택에서와 마찬가지 속도로 전해환원수를 마시게 했다. 그러자 즉시 혈당치가 내려가더니 일주일 정도 만에 정상치로 돌아왔다.

결국 이것은 정수기의 문제였다. 정수기의 생명은 전극 판인데, 오염돼 열악해지면 전해능력이 떨어지면서 환원력이 내려간다. 이는 어느 기업이든 오염이 가장 중요한 문제이기 때문에 자동 세정기능 등 기업마다 다양한 방식을 연구하고 있다. 하지만 좀처럼 효과적인 방법을 찾기 어렵다. 그 환자가 사용했던 정수기에도 세정기능은 있었지만 효력이 별로 없었던 것이다. 겉으로 보는 것만으로는 전극 판의 열악화나 오염에 대해 알 수 없고 개인이 산화환원전위를 조사해볼 수도 없다.

오랜 기간 전해환원수를 상대하면서 나는 지금까지 여러 기업의 정수기를 시험해보았다. 그 결과, 전극 판의 열악화를 방지하는 장치로서 현재 가장 우수한 제품은 더블 오토체인지 크로스라인 방식이다. 이것은 전해가 3회 이루어질 때마다 전극 판의 마이너스와 플러스가 자동으로 바뀌는 시스템으로 내구성 문제를 현격하게 향상시켰다.

: 강 상류의 오염을 개선하는 전해환원수

나는 지금까지 수많은 증상 사례가 결과적으로 더 이상 약이 필요하지 않은 상태로까지 개선되는 상황을 지켜봤다. 지금까지 소개한 당뇨병이나 아토피성 피부염을 필두로, 만성변비, 신경성 설사, 위 절제 후 만성설사, 위·십이지장궤양, 궤양성 대장염, 고혈압증, 만성간염, 만성췌장염, 고지혈증, 고요산혈증, 백혈병, 각종 악성종양, 만성관절류머티즘, 교원병 등 실로 다양하다.

지금까지 의학은 질병마다 각각 다른 원인이 있다고 생각해왔다. 책을 봐도 원인을 알 수 없는 질병은 얼마든지 있다. 이처럼 질병의 원인은 각기 다른데 물을 바꾸는 것만으로 질병이 개선되는 현상은 어떻게 설명해야 좋을까. 또 '현재의 의학으로는 치유할 수 없다' '더 이상 손을 쓸 방법이 없다'는 이유에서 의사가 포기한 질병도 물을 바꾸는 것만으로 개선된 사례가 많은데 그것은 어떻게 해석해야 좋을까.

현대의학은 강 상류에서 갈라져 내려온 지류 하나하나를 치료하는 데에 지나지 않는다. 상류가 오염됐는데 하류만 깨끗하게 만든다고 치유가 될 리 없다. 몇 번이나 같은 치료를 되풀이할 뿐이다. 먼저 강 상류의 오염을 제거해야 한다.

전해환원수를 마시면 질병이 개선되는 이유는 오염의 근원, 즉 질병의 근본원인인 활성산소를 제거할 수 있기 때문이다. 그래서 몸속의 환경이 정상으로 돌아오고 생명의 대사 작용이 원활해진다. 강 상류의 물이 맑아지면 하류의 질병도 당연히 깨끗하게 낫게 되는 것이다.

: 질병을 치유하는 것은 의학이 아니라 자기 자신

내가 전해환원수를 알게 되면서 의학에는 질병을 치유하는 능력이 없다는 것을 깨달았다. 의학은 그 사람이 가지고 있는 생명력, 치유력을 발휘할 수 있는 환경을 조금이라도 좋은 상태로 정돈할 수 있도록 도움을 줄 수 있는 데에 지나지 않는다. 의학이 질병을 치유하는 것이 아니라 인체의 생명력(살려고 하는 힘)이 질병을 치유하는 것이다.

예를 들어, 골절을 입으면 의사를 찾아간다. 하지만 의사는 뼈와 뼈를 맞출 뿐 치유를 하는 것은 본인의 치유력이다. 그 증거로 세계 최고의 기술을 갖춘 명의가 아무리 완벽하게 뼈를 맞춰도 죽은 사람의 골절을 치유할 수는 없다. 죽은 사람에게는 치유력이 없기 때문이다.

부러진 뼈는 의사가 맞추지 않아도 다시 아무는 치유력을 갖추고 있다. 의사가 뼈와 뼈를 맞추는 이유는 그렇게 하는 쪽이 빨리 아물고 아문

이후에도 기능장애가 없이 깨끗하게 치유되기 때문이다. 이것은 경험을 통해서 배운 것이고 그 방법을 가르치는 것이 의학이다. 의학이 아무리 발달한다고 해도 뼈와 뼈를 아물게 하는 힘을 습득할 수는 없다.

당뇨병성 괴저환자의 녹아버린 뼈가 재생되는 것도 본인의 치유력이 작용했기 때문이다. 몸속의 환경을 정돈하고 그 치유력을 높이기 위해 필요한 것이 전해환원수다.

: 면역력을 높이면 암세포도 도망간다

지난 몇 년 동안 사망 원인 1위를 지켜온 암은 이미 전체 사망자 수의 30퍼센트를 차지하기에 이르렀다. 그 수는 해마다 눈에 띄게 증가하고 있어 언젠가 두 명 중의 한 명은 암에 걸릴 것이라는 말까지 나오고 있다.

현재 가장 효과적인 암 치료는 수술을 통해 암 조직을 완전히 제거하는 것이다. 그러나 지속적으로 증가하는 암 발생률은 수술이 암세포를 억제하지 못하는 국소요법에 지나지 않는다는 사실을 말해준다.

검진을 통해서 발견할 수 있는 암은 지름 1센티미터 이상인 것으로 이미 발생한 지 5~6년 이상이 지나 있다. 조기발견이라고 해도 이미 전체의 70퍼센트까지 증상이 진행된 것이다. 암세포는 이쪽저쪽으로 전이해서 맹렬한 속도로 증식한다. 설사 수술이 성공을 거두어 현재 문제가 되는 암 조직을 완전히 제거할 수 있다고 해도 갓 전이한 1센티미터 이하의 암세포는 발견할 수 없다. 수술 후에 의사가 "5년은 상태를 지켜봐야 합니다"라고 말하는 것도 전이해서 발견하지 못한 암세포가 커질 때까지 시간을 두고 지켜봐야 할 필요가 있기 때문이다.

본래 인체에는 누구나 하루에 약 수천 개의 암세포가 발생한다고 한다. 그러나 면역 활동에 의해 정상적인 세포와 다른 유전자를 가진 암세포는 즉시 발견되고 제거된다. 하지만 수돗물이 중심을 이루는 산화된 물로 생활하는 현대인은 몸속에 다량으로 발생하는 발암성 물질로서의 활성산소를 충분히 처리할 수 없는 상태에 놓여 있다. 물을 바꾸는 것만으로 암이 사라지거나 증상이 개선되는 것도 전해환원수에 의해 생체 내부의 환경이 정돈돼 면역력이 높아진 결과라고 생각할 수 있다. 전해환원수가 산화에 의해 약해져 있는 치유력을 되살려주는 것이다.

: 위암에도 효과를 발휘한 전해환원수

전해환원수 정수기를 병원에 막 들여놓았을 무렵의 이야기다. 어느 날, 중년 여성 한 명이 병원으로 나를 찾아왔다. 그녀는 내 앞에 앉자마자 "저는 몇 년 전에 어떤 병원에서 진행된 위암으로 수술도 불가능하다는 선고를 받았어요. 다른 병원에서도 같은 말을 듣고 완전히 절망에 빠져 있었는데 어떤 사람이 전해환원수(당시에는 아직 알칼리이온수라고 불리고 있었다)를 권해주더군요. 지푸라기라도 잡고 싶은 심정이었기 때문에 열심히 마셨는데 점차 컨디션이 좋아지더니 지금은 완전히 나아서 어떤 의사에게 가도 암 따위는 흔적도 찾아볼 수 없다고 해요"라고 말하며 눈물을 흘렸다. 그녀는 내가 병원에 전해환원수를 들여놓았다는 소문을 듣고 자신의 체험담을 이야기해주고 싶어서 일부러 나를 찾아온 것이다.

나는 당시 아직 수술 이외의 방법으로 암을 치유한 적이 없고 물이 암세포를 죽일 리는 없었기 때문에 그 말을 믿을 수 없었다. 하지만 그녀가 일부러 나를 찾아와 거짓말을 할 리도 없기 때문에 반신반의하는 마음으로 고개를 끄덕일 뿐이었다.

그러나 지금이라면 그녀가 진실을 말했다고 잘라 말할 수 있다. 그녀는 전해환원수를 꾸준히 마심으로써 몸속에 발생한 질병(암)의 근원인 활성산소를 깨끗하게 처리할 수 있었던 것이다. 그래서 몸속의 환경이 정상으로 돌아와 면역력을 비롯해 다양한 자연치유력이 활성화되면서 암을 이겨낼 수 있었다.

: 앞으로의 과제와 미래의 꿈

나는 그동안 질병을 앓고 있는 여러 환자에게 전해환원수를 마시게 했고 많은 것을 배울 수 있었다. 물은 생물을 낳고 길러 주는 어머니다. 물이 없으면 우리는 존재할 수 없다. 그런데 우리는 평소에 물을 당연한 존재로 여겨 별 고마움도 느끼지 못하고 생활한다. 물이 왜 중요한지 물어보면 바로 대답하지 못하는 사람이 많을 것이다. 또 어떤 물이 좋은 물이냐고 물어봐도 제대로 대답하지 못하는 사람은 더욱 많을 것이다.

나는 환원수야말로 생명을 낳은 물이며 우리를 살아가게 만드는 물이라고 생각한다. 그러나 환원수는 자연계에는 거의 존재하지 않는다. 잃어버린 환원수를 손에 넣는 방법으로는 현재 전해환원수 정수기가 가장 좋다. 전해환원수는 결코 특수한 인공수가 아니다. 되풀이하지만 환원수는 우리 생물에게 필요한 물이다. 환원수는 병에 걸린 환자뿐 아니라 건강한 사람에게도 필요하다. 나는 각각 다른 질병을 앓고 있는 다양한 환자에게 전해환원수를 권해왔다. 질병의 종류와 정도는 가리지 않는다. 단지 물을 마실 수 있는 환자로 제한할 뿐이다. 현재 가장 고민되는 문제는 중증에 이르러 물을 마실 수 없는 환자들이다. 그들에게 점적 등을 이용해 전해환원수를 투여할 수 있게 된다면 획기적 결과를 낳을 것이라고 생각한다. 이것은 내 오랜 꿈이기도 하다.

나는 지금까지 열심히 전해환원수를 임상에 응용, 그 결과를 현실적으로 지켜보았을 뿐이다. 앞으로는 더 많은 의사나 의학자가 이 전해환원수에 주목해 각각의 질병에 대해 임상적, 병리학적 견지에서 연구해나가기를 바란다.

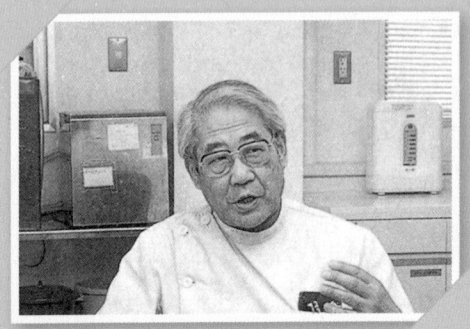
전해환원수 정수기를 활용하고 있는 교와병원 가와무라 무네노리 원장.

5장
힐링 워터에 대한 대표적 궁금증

HEALING WATER

1. 생수는 마시지 말라고 하는데 환원수를 끓이면 어떻게 되나요?

세계보건기구(WHO)에서는 어린아이들에게 생수를 마시지 않도록 권고하고 있습니다. 그 이유는 물속에 세균이나 바이러스 등이 발생해 안전하지 않은 물을 마실 수밖에 없는 국가가 많기 때문입니다. 몸이 약한 아이들이 그런 생수를 마시면 큰 피해를 볼 수 있으니까요.

일본의 수돗물은 염소를 이용해서 확실하게 살균 처리하고 있기 때문에 세균이나 바이러스가 없지만 발암성물질인 트리할로메탄이 함유돼 있습니다. 트리할로메탄은 물을 받아서 하룻밤 재워놓거나 30분 정도 끓이면 날아가버린다는 사실이 알려져 있기 때문에 일본에서도 수돗물을 생수로 마시지 않는 사람들이 늘고 있는 것 같습니다.

환원수의 경우 대부분의 전해환원수 정수기는 염소나 유해한 금속, 화합물을 활성탄으로 제거하는 정수기능을 가지고 있고 위생 면에서 안전성도 확인됐기 때문에 생수로 마셔도 안전합니다. 오히려 전해환원수의 우수한 효과를 충분히 얻으려면 되도록 생수로 마시는 쪽을 권합니다. 우리의 연구를 통해, 전해환원수를 가열하면 활성수소의 양이 감소하고 활성산소 제거나 항 당뇨병효과 등의 유용한 작용이 사라진다는 사실이 밝혀졌기 때문입니다. 활성수소는 매우 작은 미네랄콜로이드에 흡착·흡장한 형태로 존재하는데 온도가 올라가면 콜로이드의 금속원자끼리의 간격이 벌어져 활성수소가 수소가스가 돼 도망가거나 미네랄콜로이드 자체가 응집돼 불안정해지기 때문이라고 여겨집니다. 5분 이내로 끓이면 세포 내 활성산소를 제거하는 효과도 그다지 감소하지 않습니다. 하지만 20분 이상 가열하면 활성을 완전히 잃어버립니다.

전해환원수를 요리에 이용하면 식재료의 맛을 한층 더 부드럽게 만드는 효과가 있기 때문에 수돗물을 사용하는 것보다 바람직합니다. 음식물 안에서는 온도가 그다지 올라가지 않지만 음식물에 배어 든 활성수소가 어느 정도 안정적으로 존재하는지, 음식물의 소재와 어떤 상호작용을 일으키는지는 아직 확실하지 않습니다. 앞으로 연구해야 할 과제입니다.

물론 물이 있으면 병원균이나 부패균이 증식하기 쉽기 때문에 위생적인 면에서는 주의를 기울여야 합니다. 생수를 마시는 경우에는 안전이 제일 중요합니다. 천연수가 유행하면서 샘물을 이용하는 사람들도 많이 있는데 위생 면에서 안전한지 확인해야 합니다. 일본에서 시판되는 미네랄워터는 가열살균, 또는 여과멸균이 의무화돼 있습니다. 전해환원수 자체는 안전하다고 해도 그것을 보존하는 용기가 위생적이지 않다면 문제이지요. 또 인간의 입에는 수많은 균이 살고 있기 때문에 일단 입을 댄 용기는 깨끗하게 씻어서 사용해야 합니다.

2. 전해환원수 정수기는 어떤 제품을 선택해야 하나요?

확실한 전해환원수 정수기를 선택하는 포인트는 환원력을 가진 물을 얼마나 오래 만들 수 있는가 하는 것입니다.

물속에는 다양한 미네랄이 녹아 있어서 전기분해를 하면 칼슘이나 마그네슘 등의 양이온인 미네랄 성분이 음극판의 표면에 부착돼 결정화(도금)됩니다. 이 현상은 전해성능이 높을수록 현저하게 나타나는데 많이 부착될수록 전해성능은 떨어집니다. 오랫동안 안정적으로 양질의 전해환원수를 얻으려면 음극판에 미네랄이 부착되는 현상을 방지해야 합니다.

시판되는 전해환원수 정수기에는 대부분의 기종에 전극 판을 세정하는 장치가 부착돼 있지만 그중에는 효과가 없거나 보수유지에 상당한 비용이 들어가는 것들이 있기 때문에 주의해야 합니다. 성능이 우수한 것으로 추천할 수 있는 제품은 '더블 오토체인지 크로스라인 방식'을 채용한 전해환원수 정수기입니다.

이 방식은 물을 통과시켜 전해가 3회 이루어질 때마다 음극과 양극의 극성을 반전시켜 전극 표면에 '도금현상'이 진행되는 것을 미리 방지하는 시스템입니다. 그리고 수로를 교환함으로써 일정한 양의 물이 일정한 취수구로 나오도록 하는 구조도 갖추어져 있어서 사용자의 부담이 적다는 장점도 있습니다.

3. 아이가 아토피여서 고민이에요.
전해환원수로 깨끗하게 치유할 수 있을까요?

지금까지의 임상실험을 보면 전해환원수를 마시는 것으로 아토피성 피부염 증상이 개선되는 것은 분명한 사실입니다.

다른 질병의 경우에는 전해환원수를 마시면서 약도 병용하지만 아토피성 피부염인 경우에는 대부분의 약제, 특히 스테로이드제 사용을 즉시 중지합니다. 스테로이드제는 피부의 색소침착이나 피부의 비후, 경화 등 완고한 국소적 부작용이 있기 때문입니다. 치료방법으로는 음료수를 완전히 전해환원수로 바꾸는 것뿐이지만 그것만으로도 많은 환자들의 증상이 개선됐습니다. 때문에 전해환원수는 아토피성 피부염에도 효과가 있습니다.

환자 중에는 스테로이드를 중단한 단계에서 리바운드가 발생해서 심한 가려움을 느끼거나 발진 등의 증상이 악화되는 경우도 있습니다. 그것이 어느 정도이고 얼마나 긴 기간 발생할지는 전혀 예측할 수 없습니다. 제가 만난 환자들을 보면 평균적으로 2~3개월 만에 사라지는데 1~2주일 만에 가벼워지는 환자도 있고 4~5개월 동안 지속되는 환자도 있습니다. 그야말로 환자에 따라 다양하지요. 일단 고비를 넘겨서 증상이 사라졌다고 생각했는데 얼마 지나지 않아 다시 증상이 악화되는 식으로 반복되는 과정이 이어지면서 고비가 점차 낮아지는 경우도 있습니다. 그런가 하면 리바운드가 발생할 것이라고 잔뜩 대비하고 있었는데 전혀 발생하지 않은 환자도 있습니다.

환경이 오염되면서 아토피성 피부염의 알레르겐의 증가로 치료가 더 어려워졌습니다. 하지만 아토피성 피부염도 역시 활성산소를 근본 원인으로 보고 있습니다. 약을 사용해서 대중적 치료를 할 수는 있어도 근본적으로 개선할 수는 없습니다. 리바운드를 두려워하지 말고 전해환원수로 자신의 신체적 환경을 바로잡는 것이 좋습니다. 자연치유력이 되살아나면서 대부분의 아토피 환자가 깨끗한 피부를 되찾고 재발을 억제하는 데에 성공을 거두었습니다.

4. 전해환원수는 임신부나 태아에 해가 없을까요?

전해환원수는 활성수소가 풍부하게 함유돼 있기 때문에 몸에 유익한 물이며 부작용이 없어서 누구나 안심하고 마실 수 있습니다. 이 물을 마시는 것으로 체내가 정화되고 면역력도 높아지며 저항력이 생깁니다. 어머니가 건강하다면 뱃속의 태아도 건강하게 자라겠지요.

태아는 태어날 때까지 어머니의 뱃속에서 양수의 보호를 받으며 성장합니다. 양수를 공급하는 원천은 혈액이지요. 태아에게 보내지는 수분이나 산소, 영양소 등도 혈액을 통해서 운반됩니다. 어머니의 혈액이 오염돼 있거나 혈류가 맑지 못하다면 태아에게도 나쁜 영향을 미치게 됩니다.

예를 들어, 임신 중에 주의해야 하는 질병 중의 하나로 임신중독증이 있습니다. 이것은 몸속에 발생한 독소를 적절하게 대사할 수 없기 때문에 발생하는 혈액의 질병입니다. 전해환원수를 마시면 몸을 정상적인 상태로 되돌려 혈액을 깨끗하게 만들어 독소 자체를 만들지 않는 체질로 바꿀 수 있습니다. 결국 전해환원수는 어머니에게도 태아에게도 도움을 주는 물입니다.

5. 전해환원수는 얼마 동안 보존할 수 있나요?

우리 연구실에서는 전해환원수를 유리 용기에 넣어 뚜껑을 단단히 닫은 상태에서 냉장고에 보존합니다. 이런 상태로 두 달은 안정적 기능을 유지할 수 있습니다.

밀폐된 플라스틱 팩에 넣어 60도의 온도에서 3주 동안 놓아둬도 활성수소의 양이 줄어들지 않았습니다. 약제의 안전성시험에서는 이 조건을 충족시키면 실온에서 3년 동안은 보존할 수 있습니다.

활성수소 자체는 가열하지 않는 한 안정을 유지하여 탈기 deaeration, 脫氣 되거나 교반 agitation, 攪拌 되거나 동결되더라도 간단히 사라지지 않습니다. 전해환원수의 큰 특징은 고농도 수소가스(수소분자)를 함유하고 있다는 것입니다. 이 수소가스가 활성수소의 효과를 높여줄 가능성이 있기 때문에 가능하면 신선한 전해환원수를 마시는 것이 좋습니다.

일반적으로 이용되는 페트병은 수소나 산소 등의 가스를 통과시키기 때문에 보존 중에 수소가스농도가 서서히 떨어집니다. 보다 효과적으로 전해환원수를 이용하고 싶다면 두께가 있는 단단한 페트병을 이용하고, 뚜껑을 단단히 막은 상태에서 일주일 정도 안에 마시는 것이 바람직합니다.

물론 수돗물과 비교하면 보존한 지 꽤 시간이 지난 전해환원수라고 해도 활성수소 함유량에서는 확연한 차이를 보입니다. 외출할 때에도 환원수를 음용할 수 있도록 물통에 넣어 가지고 다니는 것이 좋습니다.

1장에서도 언급했듯이 현대인은 생수를 마시는 습관이 거의 없습니다. 그러나 인간이 활동하는 데에 필요한 수분은 차나 주스만으로는 보충할 수 없습니다. 순수한 음료수가 대장에서 흡수돼야 충분한 역할을 할 수 있습니다.

건강을 만드는 물을 듬뿍 마셔서 몸속의 혈액이나 체액을 깨끗하게 만들고 몸속 강물의 흐름을 급류로 만들도록 하십시오. 몸에 축적된 유해물질을 완전히 배출시켜 체내환경을 깨끗하게 만들면 질병이 뿌리를 내릴 공간은 사라집니다.

6. 전해환원수를 요리할 때 사용해도 되나요?

전해환원수는 식재료의 내부에 침투하기 쉽고 맛을 이끌어내어 요리나 차의 감칠맛을 한층 더 높여줍니다. 떫은맛이 강한 야채를 잠시 전해환원수에 담가두면 불필요한 맛이 제거되고 몸에 필요한 성분만 남게 됩니다. 그 밖에 갈비 등의 피를 뺄 때 전해환원수에 20~30분 정도 담가두면 냄새가 제거되면서 한층 맛이 좋아지기도 합니다.

대부분의 식재료는 이미 산화돼 있습니다. 수돗물로 씻어서 제거할 수 있는 것은 눈에 보이는 오염뿐이지만 전해환원수로 씻으면 소재에 달라붙어 있는 활성산소도 제거할 수 있습니다. 산화라는 오염을 제거한 식재료가 당연히 맛도 좋고 몸에도 좋겠지요.

7. 전해환원수와 동시에 나오는 산성수는 버려야 하나요?

현재 우리 병원에서는 당뇨병 때문에 괴저가 발생한 환자의 환부나 감염을 일으켜 질척해진 아토피성 피부염에, 식염을 첨가해 만든 강산성수로 소독을 하고 있습니다. 그러나 강산성수가 나오기 전에는 가정용 장치로 만들 수 있는 산성수를 사용했습니다. 지금도 전해환원수 정수기에서 나오는 산성수는 소독액으로서 충분히 효과가 있다고 생각합니다. 화상이나 습진 등으로 염증이 발생하면 환부에 산성수를 적신 거즈를 붙여두면 통증이 가라앉고 상처도 빨리 치유됩니다.

최근에는 젊은 여성에게서도 증가하고 있는 무좀을 치료하는 데에도 산성수가 효과적입니다. 세면대에 산성수를 붓고 하루에 두 차례, 한 번에 약 10분 정도 발을 담급니다. 이것을 한 달 정도 지속하면 대부분의 무좀은 완치됩니다.

그밖에 산성수는 약산성 아스트린젠트astringent로 사용할 수 있고 요리에도 사용할 수 있습니다. 예를 들어, 튀김옷을 만들 때에 사용하는 물로 산성수를 이용하면 바삭한 튀김을 만들 수 있고, 면을 데칠 때 사용하면 쫄깃한 맛이 더욱 강해집니다.

8. 화분증이 심해서 고민이에요. 전해환원수가 효과가 있을까요?

화분증은 이제 국민질병이라고 불릴 정도로 많이 발생하고 있습니다. 그 이유는 무엇일까요? 환경오염이 원인이라고 말하는 사람도 있고 현대생활의 스트레스나 음식물에 함유된 첨가물 때문이라고 말하는 사람도 있습니다. 재미있는 주장으로는 우리의 몸속에서 기생충이 사라졌기 때문이라고 말하는 사람도 있습니다. 어쨌든 예로부터 존재했던 삼나무꽃가루에 봄이 이상반응을 일으키는 것도 이해하기 어려운 현상입니다. 우리의 체질이 바뀐 것이 아니라면 우리를 둘러싸고 있는 환경이 바뀌었기 때문이라고 말하지 않을 수 없겠지요. 어쩌면 양쪽 모두 바뀌었기 때문일 수도 있습니다.

화분증도 알레르기의 일종입니다. 몸속으로 침입한 꽃가루(알레르겐)를 우리 몸의 면역시스템이 이물질로 받아들여 활성산소를 지나치게 많이 방출하기 때문에 발생하는 현상이지요. 따라서 화분증을 치유하려면 활성산소를 제거해야 합니다.

전해환원수를 이용한 임상결과를 보면 화분증은 아토피성 피부염과 함께 가장 많은 개선 사례를 보여주는 분야입니다. 예를 들면, 특수한 체질이 아닌 경우 전해환원수로 바꾼 이후에 두 달 정도면 효과가 나타나기 시작합니다. 화분증을 예방하려면 꽃가루가 날아다니기 시작하기 두 달 전부터 마시기 시작하면 좋겠지요. 하지만 일시적 예방이 아니라 일상적으로 전해환원수를 마심으로써 체질을 개선할 수 있도록 하는 쪽이 더 중요합니다.

과잉 방출된 활성산소는 다른 장기나 세포에도 좋지 않습니다. 따라서 일상적으로 마시는 것이 좋습니다.

9. 전해환원수로 쌀을 씻으면 물이 노란색으로 변하는데 괜찮은가요?

쌀, 야채, 과일 등은 모두 수확한 시점에서부터 산화되기 시작합니다. 겉으로 보기에는 아무런 변화가 없는 것 같아도 표면에는 유해한 물질이나 산화물이 붙어 있는 것이지요. 쌀도 정미를 한 뒤에 시간이 지날수록 산화됩니다. 쌀뜨물이 노란색으로 변하는 이유는 그 산화물이 전해환원수에 의해 환원돼 쌀겨와 함께 쌀뜨물에 흘러나왔기 때문입니다. 그러므로 걱정할 필요는 없습니다.

그보다 쌀을 씻을 때의 첫 물은 쌀에 가장 흡수되기 쉬운 것입니다. 수돗물로 씻으면 수돗물에 함유된 염소나 활성산소도 쌀 안으로 흡수됩니다. 전해환원수를 이용하는 분들 중에는 밥을 안치는 물만 전해환원수를 사용하고 씻는 물은 수돗물을 사용하는 분도 많이 있는데 가능하면 쌀을 씻는 물도 전해환원수를 사용하는 것이 바람직합니다. 쌀에 흡수된 전해환원수가 밥맛을 이끌어내 훨씬 더 맛있는 밥을 지을 수 있습니다.

10. 염소가 그렇게 유해한 물질인데 왜 수돗물에 염소를 넣나요?

염소가 반드시 나쁘다고 말할 수는 없습니다. 염소 주입은 20세기의 훌륭한 발명이지요. 염소 덕분에 콜레라나 이질 등 무서운 전염병으로부터 보호를 받고 있으니까요. 단, 새로운 문제로서 염소를 주입하는 것에 의해 트리할로메탄이라는 발암성 물질이 발생한다는 것입니다. 그리고 염소에 의해 활성산소를 포함하는 산화수가 만들어지는데 이는 모든 질병의 원인인 유해물질을 다량으로 함유하고 있습니다. 유감스럽지만 어쩔 수 없는 현상입니다.

염소는 물속의 유해한 미생물을 죽이기 위해 첨가하는데 우리의 장 안에 살면서 우리와 공생하는 장내 미생물들에도 악영향을 끼칩니다. 산화수를 장기간 음용하는 경우, 건강에 어떤 영향을 끼치는지 아직 충분한 조사가 이뤄지지 않았습니다. 수돗물을 환원수로 바꾸는 것만으로 다양한 질병이 개선된다는 사실은 수돗물의 안전성에 새로운 문제를 제기하게 되겠지요.

정부에서도 '맛있는 물' '안전한 물'을 요구하는 국민의 목소리에 대응하여 정수시스템을 다양하게 개선·개량하려고 노력하고 있습니다. 아마 지금보다 더 안전한 수돗물을 먹을 수 있게 될 것입니다. 하지만 트리할로메탄의 영향에 가려져 문제시되지 않고 있는 것이 수돗물에 함유된 활성산소의 유해성입니다. 이 부분에 대해서 국가는 전혀 무방비상태라고 말할 수 있습니다. 활성산소의 악폐는 좀처럼 표면으로 드러나지 않으니까요. 그런 만큼 더 무서운 물질이라고 생각합니다.

언젠가 국가도 수돗물에 함유된 활성산소를 문제시하게 되겠지요. 그

때부터라도 늦지 않다고 말하는 사람도 있고 그때는 이미 늦다고 말하는 사람도 있습니다. 다만, 저 자신은 지금까지의 연구결과를 볼 때, 그때는 이미 늦다고 생각하고 있습니다.

11. 미네랄워터에도 활성수소를 함유한 것이 있는데 전해환원수와 마찬가지로 효과가 있나요?

최근 활성수소를 함유한 물이라고 해서 다양한 미네랄워터가 시판되고 있습니다. 자연에서 용출되는 환원수도 있고 과학적으로 활성수소를 발생시킨 물도 있습니다. 그런 상품이 정말로 광고 문구처럼 활성수소를 함유하고 있다면 아무런 문제가 없겠지요. 하지만 그중에는 가짜도 있고, 생산을 해서 소비자의 입으로 들어가는 과정에 활성수소가 날아가버리는 경우도 있습니다.

시판 중인 미네랄워터에 활성수소가 정말로 들어 있는지 가정에서 조사해보기는 어렵습니다. 오히려 신뢰할 수 있는 기업에서 신뢰할 수 있는 전해환원수 정수기를 구입하는 것이 안심할 수 있는 방법입니다.

12. 전해환원수는 하루에 반드시 2리터 이상 마셔야 효과가 있나요?

마실 수 없는 것을 무리해서 마실 필요는 없습니다. 자신의 페이스에 맞추어 마시면 됩니다. 우리도 결코 억지로 마시라고 강요하지는 않습니다. 마시고 마시지 않고는 그 사람의 자유에 맡기고 있습니다.

하지만 병원에서 환자에게 제공하는 '음료수'는 모두 전해환원수를 사용하고 있습니다. 차나 요리에 사용하는 물까지 모든 것을 전해환원수로 충당하고 있습니다.

전해환원수 정수기도 각 동에 갖추어져 있기 때문에 누구나 자유롭게 마실 수 있습니다. 간호사 역시 새로운 환자가 입원하면 전해환원수와 전해환원수 정수기에 관해서 한 차례 설명만 해줄 뿐 그 이상의 권유는 하지 않습니다.

제가 말할 수 있는 것은 '음료수'를 모두 전해환원수로 바꾸면 언젠가 몸속의 물이 모두 교체된다는 것입니다.

하루 1리터밖에 마실 수 없다면 그것으로 충분합니다. 치료를 위해 약을 복용하고 있다면 병용하면 됩니다. 많이 마시는 사람일수록 증상이 빨리 개선되기는 합니다. 전해환원수는 약과는 다릅니다. 이 정도를 마시지 않으면 효과가 없다고 말할 수 있는 기준은 없습니다. 반대로 이 정도밖에 마시지 않기 때문에 효과가 없다고 말할 수도 없습니다. 중요한 것은 일단 환원수를 이용해서 체질을 바꾸고 싶다면 전해환원수

이외의 물은 마시지 않도록 주의해야 한다는 것입니다.

13. 당뇨병에 전해환원수가 효과가 있을까요?
또, 약을 함께 복용해도 괜찮은가요?

당뇨병에는 1형과 2형이 있습니다. 1형 당뇨병은 자기면역질환이라고 불리는 질병의 하나로 가족력이 있는 분명한 유전병입니다. 하지만 2형 당뇨병이라도 당뇨병을 일으키기 쉬운 유전적 요인이 있다는 사실이 밝혀졌습니다.

원인에 상관없이 전해환원수는 효과를 보입니다. 그 이유는 3장에서 설명했기 때문에 상세한 설명은 생략하겠지만 췌장 랑게르한스섬의 β세포 인슐린분비기능을 저해하는 것은 결국 활성산소라고 여겨집니다. 또 2형 당뇨병에 특징적인 인슐린 내성, 즉 인슐린이 근육이나 지방세포에 효과적으로 작용해서 혈당치를 내리지 못하는 이유도 인슐린으로부터의 포도당 유입 지령이 활성산소에 의해 저해당하는 것이 직접적 원인입니다. 전해환원수는 세포 내의 과잉활성산소를 제거해 세포의 기능을 개선하는 효과가 있습니다. 즉, 유전적 요인이 있다고 해도 그 질병의 발병을 늦출 수 있는, 또는 발병한 사람을 발병 전의 상태로까지 되돌릴 수 있는 효과가 있습니다. 이런 것은 망막색소변성증 같은 유전성 질환이 개선됐다는 사실을 통해서 추측할 수 있습니다.

물은 약이 아닙니다. 질병으로부터 회복력을 높이는 음식물과 마찬가지로 보조적 영양물질이라고 생각하는 것이 좋습니다. 약은 질병 회복을 도와주는 중요한 물질입니다. 의사의 지시를 따라 필요할 때에는 복용을 하는 것이 좋습니다.

14. 물을 바꾸는 것만으로 체질이 바뀌고 질병이 낫는다는 게 정말인가요?

대다수의 사람은 "물을 바꾸는 것 정도로"라고 생각하실 것입니다. 그렇다면 실제로 의사가 포기한 질병이 치유된 사례나 당뇨병의 괴저 때문에 녹아버린 뼈가 원래의 상태로 돌아온 사례는 어떻게 된 것일까요.

지금까지 그것은 단순한 우연이라거나 그때까지의 치료가 효과를 나타낸 것이라는 식으로 해석해왔습니다. 하지만 의료 현장에서 전해환원수를 활용하고 있는 교와병원의 임상 사례를 보면 그것들은 단순한 우연이 아니라 분명한 치유효과였습니다.

전해환원수로 질병을 극복한 환자는 헤아릴 수 없을 정도로 많습니다. 그 사람들은 치료방법을 바꾼 것이 아닙니다. 그때까지 받았던 치료를 중단한 사람들도 있지만 새롭게 다른 치료방법으로 바꾼 것은 아닙니다. 다만 매일 마시는 물을 바꾸었을 뿐입니다. 그밖에 이렇다 할 치료는 전혀 첨가하지 않았습니다. "지금까지의 치료가 마침내 효과를 나타내기 시작했다. 물을 바꾸지 않았어도 결과는 마찬가지였을 것이다"라고 말씀하신다면 그럴지도 모릅니다.

하지만 한 발 양보해서 이렇게 생각해보면 어떻겠습니까. 물을 바꾼 덕분에 그때까지의 치료효과가 더 높아졌다고 말입니다. 물이 질병을 치유하는 것은 아닌 것과 마찬가지로 의학 역시 질병을 치료하는 것은 아닙니다. 질병을 치료할 수 있는 것은 최종적으로는 그 사람에게 천성적으로 갖추어져 있는 '생명력'입니다. 전해환원수는 그 '생명력'을 되찾아줄 뿐입니다.

• 참고문헌 •

Shirahata S. et al.: Electrolyzed reduced water scavenges active oxygen species and protects DNA from oxidative damage. Biochem., Biophys. Res. Commun., 234, 269-274 (1997).

Benton, J. E. et al.: On the reduction of tungsten trioxide accelerated by platinum and water. J. Cat., 5, 307-313 (1966)

Levy, R. B. and Boudart, M.: Kinetics and mechanism of spillover. J. Cat., 32, 304-314 (1974)

Sasamori, R., Okaue, Y., Isobe, T. and Matsuda, Y.: Stabilization of atomic hydrogen in both solution and crystal at room temperature. Science, 265, 1691-1693 (1994)

Stevens, T. O. and McKinley, J. P.: Lithoautotrophic microbial ecosystems in deep basalt aquifers. Science, 270, 450-454 (1995)

Kawada, K.: Dissolution of minerals in relation with the origin of life. Advances in Colloid and Interface Science, 71-72, 299-316 (1997)

Toyokuni, S. et al.: Persistent oxidative stress in cancer. FEBS Lett., 358, 1-3 (1995)

Shirahata, S. et al.: Electrolyzed reduced water which can scavenge active oxygen species suppresses cell growth and regulates gene expression of animal cells. In "New Developments and New Applications in Animal Cell Technology", (ed. by O.- W. Merten et al.), Kluwer Academic Publishers, the Netherlands, pp.93-96 (1998)

Shirahata, S. et al.: Telomere shortening in cancer cells by electrolyzed-reduced water In "Animal Cell Technology: Challengers for the 21st Century", (ed. by Ikura et al.), Kluwer Academic Publishers, the Netherlands, pp.355-359 (1999)

Lu, B et al.: Enhanced sensitivity of insulin-resistant adipocytes to vanadate is associated with oxidative stress and decreased reduction of vanadate (+5) to vanadyl (+4). J. Biol.

Chem., 276, 35589-35598 (2001)

Oda, M. et al.: Electrolyzed and natural reduced water exhibit insulin-like activity on glucose uptake into muscle cells and adipocytes. In: Animal Cell Technology: Products from Cells, Cells as Products, (ed. by A. Bernard et al.), pp.425-427, Kluwer Academic Publishers (1999)

Shirahata, S. et al.: Anti-oxidative Water Improves Diabetes. In: Animal Cell Technology: From Target to Market (ed. by E. Linder-Olsson et al.), pp.574-577, Kluwer Academic Publishers, the Netherlands.

하시모토 케이이치로: 생명을 부르는 물(生命の呼び水), プロスパー企画(1999)

우도 아키라: 마시면 낫는 기적의 물(飲んで治る奇跡の水), ブックマン社(2001)

요메야마 히로시: 전기화학(電気化学), 大日本図書(1986)

후카이 유/다나카 카즈히데/우치다 히로히사: 수소와 금속(水素と金属), 内田老鶴圃(2001)

시라하타 사네타카: 전해환원수의 활성효소 소거작용과 암세포의 증식 억제, 기능수의 과학과 이용기술 pp.137-148, ウォーターサイエンス研究会(1999)

시라하타 사네타카: 물이 가진 생리기능, 農業および園芸 74 165-171(1999)

시라하타 사네타카: 환원수에 의한 동물세포의 기능제어와 의료에의 응용, 日本農芸化学会誌 74 994-998(2000)

뉴튼편집부: 지저에 펼쳐진 생명의 별세계(地底に広がる生命の別世界), ニュートン 8월호 92-99(2001)

R.M.하젠: 심해저의 광물이 키운 생명(深海底の鉱物が育んだ生命), 日経サイエンス 8월호 32-34(2001)

모모세 쇼지: 물의 마음과 행동철학, かんき出版(1998)

NHK취재반/마가라 야스모토: 마실 물이 위험하다(飲み水が危ない), 角川書店(1992)

고하다 다케오: 알카리전해수건강법, メタモル出版(2002)

E.C.필/후루쿠사 히데코 역: 물의 자연지(水の自然誌), 河出書房新社(2001)

몸이기뻐하는물연구회(体が喜ぶ水研究会) 편저: 병을 고치는 물이 일본에도 있었다, ブックマン社(2003)

다가하시 유 등저: 물 백과사전(水の百科事典), 丸善(1997)

우에다이라 히사시/다다라 쓰네오: 물의 분자생리(水の分子生理), メディカル・サイエンス・インターナショナル(1998)

옮긴이 이정환

경기도 청평 출생으로, 경희대학교 경영학과와 인터컬트 일본어학교를 졸업했다. (주)리아트 통역과장을 거쳐 동양철학 및 종교학 연구가, 일본어 번역가, 작가로 활발히 활동 중이다. 수많은 책을 번역했는데, 건강서로는 《면역혁명》, 《면역력을 키워주는 식재료 BEST 66》이 있으며, 경제경영서로는 《손정의, 21세기 경영전략》, 《도쿠가와 이에야스의 인간경영》, 《오다 노부나가의 카리스마 경영》, 《파워 로지컬 싱킹》이 있고, 디자인서로는 하라 켄야의 《백》, 《디자이너 생각 위를 걷다》가 있다. 또한 소설로는 《하느님의 보트》, 《피지의 난쟁이》, 《지지 않는 태양》, 《충신장》, 《스푸트니크의 연인》, 《플래티나 데이터》 등이 있다. 저서로는 《대체 의학으로 모든 병을 고친다》, 《개운술》, 《침묵의 승부사 1, 2, 3》, 《관상》, 《사주》, 《우리 아기 이름 짓기》 등이 있으며, 역학 칼럼니스트로도 활동 중이다.

힐링워터

1판 1쇄 인쇄 2012년 12월 20일
1판 1쇄 발행 2012년 12월 28일

지은이 시라하타 사네타카·가와무라 무네노리
옮긴이 이정환

발행인 양원석
총편집인 이헌상
편집장 박정훈
책임편집 송병규
교정교열 네오북(주)
해외저작권 정주이
제작 문태일, 김수진
영업마케팅 김경만, 임충진, 곽희은, 주상우, 장현기, 임우열, 송기현, 우지연, 정미진

펴낸 곳 ㈜알에이치코리아
주소 서울시 금천구 가산동 345-90 한라시그마밸리 20층
편집문의 02-6443-8857 구입문의 02-6443-8838
홈페이지 www.randombooks.co.kr
등록 2004년 1월 15일 제2-3726호

ISBN 978-89-255-4894-4 (13510)

※ 이 책은 (주)알에이치코리아가 저작권자와의 계약에 따라 발행한 것이므로
  본사의 서면 허락 없이는 어떠한 형태나 수단으로도 이 책의 내용을 이용하지 못합니다.
※ 잘못된 책은 구입하신 서점에서 바꾸어 드립니다.
※ 책값은 뒤표지에 있습니다.

RHK 는 랜덤하우스코리아의 새 이름입니다.